· 科普版 ·

中国肿瘤患者
膳食营养建议

DIETARY NUTRITION RECOMMENDATIONS
FOR CANCER PATIENTS
IN
CHINA

组织编写　中国营养学会肿瘤营养管理分会

主　编　于康

人民卫生出版社
·北 京·

图书在版编目（CIP）数据

中国肿瘤患者膳食营养建议：科普版／于康主编
．—北京：人民卫生出版社，2022.4（2024.7 重印）
ISBN 978-7-117-32598-1

Ⅰ.①中… Ⅱ.①于… Ⅲ.①肿瘤－食物疗法 Ⅳ.
①R247.1

中国版本图书馆 CIP 数据核字（2021）第 268681 号

中国肿瘤患者膳食营养建议（科普版）
Zhongguo Zhongliu Huanzhe Shanshi Yingyang Jianyi (Kepu Ban)

主　　编	于　康
出版发行	人民卫生出版社（中继线 010-59780011）
地　　址	北京市朝阳区潘家园南里 19 号
邮　　编	100021
印　　刷	北京汇林印务有限公司
经　　销	新华书店
开　　本	710×1000　1/16　　印张：16
字　　数	193 千字
版　　次	2022 年 4 月第 1 版
印　　次	2024 年 7 月第 5 次印刷
标准书号	ISBN 978-7-117-32598-1
定　　价	68.00 元

E － mail　　pmph @ pmph.com
购书热线　　010-59787592　010-59787584　010-65264830

打击盗版举报电话:010-59787491　E-mail:WQ @ pmph.com
质量问题联系电话:010-59787234　E-mail:zhiliang @ pmph.com
数字融合服务电话:4001118166　E-mail:zengzhi @ pmph.com

主　　编：于　康（中国医学科学院北京协和医院）

专业编委：（按姓氏汉语拼音排序）

丛明华（中国医学科学院肿瘤医院）

丁　昕（中国营养学会）

方　玉（北京大学肿瘤医院）

房爱萍（中山大学公共卫生学院）

郭增清（福建医科大学附属肿瘤医院，福建省肿瘤医院）

胡　雯（四川大学华西医院）

金晓立（浙江大学医学院附属第二医院）

李　宁（中国医学科学院北京协和医院）

李融融（中国医学科学院北京协和医院）

李世伟（中国科学技术大学附属第一医院）

李苏宜（中国科学技术大学附属第一医院）

李增宁（河北医科大学第一医院）

刘英华（解放军总医院第一医学中心）

陆金鑫（中国医科大学附属第一医院）

马怀幸（中国科学技术大学附属第一医院）

施万英（中国医科大学附属第一医院）

孙建琴（复旦大学附属华东医院）

孙　洁（华中科技大学附属同济医院）

王玉敏（航天中心医院）

吴　丹（中国科学技术大学附属第一医院）

徐丽峰（中国人民解放军总医院）

许红霞（陆军特色医学中心）

闫新欣（航天中心医院）

姚　颖（华中科技大学附属同济医院）

姚震旦（北京大学肿瘤医院）

叶文锋（中山大学肿瘤防治中心）

于凤梅（四川大学华西医院）

张丕伟（华中科技大学附属同济医院）

张片红（浙江大学医学院附属第二医院）

郑　璇（海军军医大学第一附属医院）

朱惠莲（中山大学公共卫生学院）

宗　敏（复旦大学附属华东医院）

科普编委：

邓　永（与癌共舞论坛，版主）

韩晓晨（与癌共舞论坛，版主）

黄　蓉（与癌共舞论坛，版主）

李　阔（与癌共舞论坛，版主）

李小爱（与癌共舞论坛，版主）

徐文婧（与癌共舞论坛，版主）

主编助理：

李融融（中国医学科学院北京协和医院）

李　宁（中国医学科学院北京协和医院）

近年来，在全球范围内，恶性肿瘤的发病率和死亡率均呈现增高趋势，已成为继心脑血管疾病之后导致人类死亡的第二大慢性疾病。

调查显示，大量肿瘤患者伴有不同程度的营养不良，并由此导致住院时间延长、治疗效果降低、复发率和再入院率升高等不良结局。

同时，肿瘤患者还被各种饮食误区所干扰。从"超级抗癌食物"的迷信到"饿死肿瘤"的传言，广大肿瘤患者在"吃什么、怎么吃、吃多少"方面常常不知所措，被网上一些不实信息所左右，并因此影响治疗，造成健康进一步受损。

面对这些挑战，在中国营养学会领导下，中国营养学会肿瘤营养管理分会组织全国肿瘤学和临床营养学专家，编写出版了学术专著《中国肿瘤患者膳食营养现况调查及专家建议（专业版）》。本书正是在此基础上，针对广大肿瘤患者的营养关切和常见的饮食问题，编写完成了这本肿瘤患者膳食营养专家建议的科普版。

值得一提的是，为使得专家建议以更具可读性的形式呈现，我们开创性地邀请了"与癌共舞"论坛的患者意见领袖共同参与本书的编写，使医学科普事业吸纳来自患者社群的力量。

我们期待广大肿瘤患者及其家属能借助本书获取正确的营养信息和健康知识，并由此规范自身的摄食行为，改善营养状况、治疗效果。

我们期待广大肿瘤患者及其家属能通过本书提升营养和健康素养，有意识地定期前往医院营养门诊进行专业的营养管理，为肿瘤的综合治疗打好基础。

我们期待广大肿瘤患者及其家属在阅读本书后能增强对各类伪科学的辨别力，走出饮食误区，回归到合理饮食的正道上来。

衷心感谢中国营养学会杨月欣理事长及各位老师的指导，衷心感谢各位专家的赐稿，衷心感谢人民卫生出版社的大力支持，衷心感谢我科李融融医师、李宁老师和部分研究生同学的帮助。

恳请广大读者朋友们提出宝贵的意见和建议，一如既往地给予我们支持和鼓励。愿广大肿瘤患者通过合理营养，生活得更有质量、更有尊严。

于 康

北京协和医院临床营养科主任，主任医师，教授，博士生导师

中国营养学会常务理事兼肿瘤营养管理分会主任委员

2022年3月

目 录

第一章 肿瘤患者营养支持，为什么如此重要 …… 001

一、合理营养能预防肿瘤吗 …… 001

二、营养支持对肿瘤治疗有什么作用 …… 011

三、营养管理对肿瘤康复有什么作用 …… 016

第二章 与时俱进：不同治疗阶段如何进行营养支持 …… 023

一、治疗前期：营养不良早知道，筛查工具来帮忙 …… 023

二、治疗期及治疗间期：充足营养打好底，不良反应
远离你 …… 034

三、恢复期：营养状况常检测，营养不良早预防 …… 040

四、康复期：饮食健康习惯好，肿瘤复发风险小 …… 047

五、进展期：治疗不忘保营养，生活质量更理想 …… 053

六、终末期：营养支持有意义，舒适和缓是原则 …… 061

第三章 因人而异：不同治疗方式下的肿瘤患者如何
进行营养支持 …… 069

一、手术治疗的患者如何进行营养支持 …… 069

二、放射治疗的患者如何进行营养支持 …… 076

三、化学治疗的患者如何进行营养支持 …… 084

四、其他治疗下的患者如何进行营养支持 …… 089

第四章　多管齐下：肿瘤患者营养支持有哪些方式 …… 103

一、吃好一天N顿饭：基本膳食 …… 103

二、特殊的人群吃特殊的饭：特殊医学用途配方食品 …… 110

三、额外营养补起来：口服营养补充 …… 114

四、打通临时生命线：肠内营养（管饲）…… 122

五、营养不只"吃"进去：肠外营养 …… 128

六、营养阻击恶病质：免疫代谢调节治疗 …… 134

第五章　去伪存真：肿瘤患者有哪些常见营养误区 …… 151

"超级防癌食物"真的存在吗 …… 151

营养好会"喂养肿瘤"吗 …… 152

不吃饭能饿死肿瘤细胞吗 …… 153

"酸碱体质"的说法有依据吗 …… 154

营养补充剂能防癌吗 …… 154

轻断食可以降低化疗不良反应吗 …… 155

吃了蛋白粉，肿瘤细胞会长得更快吗 …… 155

吃素能防癌吗 …… 156

只要不消瘦，掉些体重问题不大吧 …… 157

有机食物比普通食物更健康吗 …… 157

乳腺癌患者使用亚麻籽安全吗 …… 158

肿瘤患者适合多吃蝉蛹、燕窝补营养吗 …… 159

肿瘤患者怕凉，酸奶加热后益生菌死掉还能吃吗 …… 159

喝汤能补充营养吗 …… 160

肿瘤患者体重下降正常吗 …… 160

肿瘤患者能饮酒吗 …… 161

治疗期间，需要补充维生素和保健品吗 …… 162

放疗后虚弱疲累，这正常吗 …… 162

什么是谷氨酰胺？它对治疗肿瘤有帮助吗 …… 162

生菜营养好，是否蔬菜都要生吃 …… 163

鱼肉中是否含有汞和多氯联苯等环境污染物？
肿瘤患者是否应少吃 …… 163

肿瘤患者用植物油烹调，是否会产生有害的反式脂肪酸 …… 165

肿瘤患者能吃"发物"吗 …… 166

肿瘤患者能吃糖吗 …… 166

水果含果糖，肿瘤患者能吃吗 …… 168

乳腺癌患者能吃豆制品吗 …… 168

肿瘤患者不能吃红肉吗 …… 169

听说海鲜或两只脚的家禽肉有毒，到底能不能吃呢 …… 169

听说鸡肉有激素，乳腺癌患者能吃吗 …… 170

肿瘤患者不能吃辛辣的食物吗 …… 170

化疗导致贫血，吃动物肝有用吗 …… 171

肿瘤患者适合吃猪油吗 …… 171

肿瘤患者治疗期间可以吃烧烤或油炸食物吗 …… 172

第六章　各种肿瘤患者的营养支持 …… 175

一、如何对胃癌患者进行营养支持 …… 175

二、如何对结直肠癌患者进行营养支持 …… 180

三、如何对胰腺癌患者进行营养支持 …… 184

四、如何对食管癌患者进行营养支持 …… 191

五、如何对肝癌患者进行营养支持 …… 196

六、如何对血液淋巴肿瘤患者进行营养支持 …… 202

七、如何对肺癌患者进行营养支持 …… 208

八、如何对乳腺癌患者进行营养支持 ⋯⋯ 218

九、如何对头颈部肿瘤患者进行营养支持 ⋯⋯ 226

主要参考文献 ⋯⋯ 235

第一章
肿瘤患者营养支持，为什么如此重要

一、合理营养能预防肿瘤吗

如果数一下人一生中最不愿罹患的疾病，癌症一定能位列前三。

随着全球人口增长和老龄化加剧，以及癌症主要危险因素的变化，世界范围的癌症发病率和死亡率正在迅速增长。

最新的《全球癌症统计报告（GLOBOCAN 2018）》显示，2018年，全球新发癌症病例1 810万例，死亡960万人。世界卫生组织（WHO）同年报告的非传染性慢性病死亡原因中，有22%的死亡是由癌症造成的。这也使之成为位列心脑血管疾病之后的人类第二大死因。在我国，癌症的发病率和死亡率都居全球首位，其中2018年新发癌症病例380.4万，占全球病例的21%，死亡229.6万，占全球癌症死亡病例的24%（229.6/960）。

不难看出，癌症是严重危害人类健康和生命的重大医学和公共卫生问题。

近年来，癌症的早期筛查不断普及，发现、诊断和治疗都开始得越来越及时，肿瘤临床治疗理论与方法也取得了长足的进步，某些癌症的死亡率大大降低，而包括鼻咽癌、甲状腺癌在内的一些肿瘤甚至可以完全治愈。但是，另外一些肿瘤，如肺癌、胰腺癌和肝癌，由于起病隐匿、恶性度极高，死亡率仍居高不下。

因此，癌症依旧是全球，尤其是我国最重要的疾病负担之一。

合理营养是最经济有效的防癌抗癌措施

预防肿瘤发生、降低肿瘤发病率，是减少肿瘤疾病负担、保障民众健康的重要举措。世界癌症研究基金会（World Cancer Research Fund, WCRF）和美国癌症研究所（American Institute for Cancer Research, AICR）指出，30% ~ 40%的癌症病例可以通过保持合理的膳食营养、适量适度的身体活动、健康的体重及避免吸烟等措施加以预防。世界卫生组织也指出，四成的癌症死亡归因于不良的膳食和生活方式，而仅仅是改善膳食营养，就可减少10%的癌症死亡。

因此，合理营养不仅是预防癌症的基石，也是减少癌症死亡最为经济有效的措施之一。

营养素与癌症的关系

关于膳食营养，中国有句古话叫"病从口入"。研究证明，此言不虚。

早在1914年，后来的诺贝尔奖得主裴顿·劳斯（Peyton Rous）医生就观察到，限制膳食可以延缓小鼠肿瘤的发生与转移。到了20世纪30—40年代，研究者又从保险公司积累的统计数据中发现，肥胖与各器官系统癌症的死亡之间存在关联。因此，从20世纪30年代开始，饮食与癌症的关系就开始得到医学领域的关注。

我们知道，癌症形成的机制非常复杂，是遗传、环境、精神心理以及生活方式等因素共同作用的结果，而饮食是我们与外界进行物质交换最重要的方式。合理营养能够固本强基，为健康提供坚实的物质保障，而不合理的营养则可能釜底抽薪，损害我们的免疫系统，并刺激和促进癌症的发生发展。

比如能量，它不是营养素，而是营养素（脂肪、碳水化合物和蛋白质等）在人体内代谢产生的热能。如果把人的机体比喻成一辆汽车，那么营养素就是汽油，而汽车是靠着汽油燃烧产生的热能前进的。同样，我们每天也需要能量来维持呼吸、心搏、新陈代谢等基本的生命体征和生命活动，以及坐立行走、学习思考等体力活动。如果能量的摄入量小于消耗量，人的机体就会入不敷出，出现消瘦、虚弱、营养不良等症状。但如果能量摄入大于消耗，过多的能量就会以脂肪的形式贮存在体内，引起超重和肥胖。

而超重和肥胖可远不止是"体态臃肿"这么简单。研究发现，体脂过多与包括结直肠癌、胰腺癌、胆囊癌、乳腺癌和卵巢癌等在内的多种癌症的发生都有密切的关系。膳食中的脂肪摄入，尤其是饱和脂肪和动物性来源的脂肪摄入越多，这些癌症发生的风险也就越高。这是因为脂肪摄入增加不仅会引起肥胖，还会导致炎症和胰岛素抵抗，从而促进肿瘤的发生。

如果说大家对于脂肪多多少少还有一些警惕，那么蛋白质和肿瘤之间的关系就显得比较暧昧了。在人们的印象中，蛋白质是增强营养、有益健康的好东西，但其实，蛋白质摄入过高和过低都会增加肿瘤发生的风险。蛋白质摄入不足，机体的免疫功能就会下降，导致消化道黏膜萎缩，增加食管癌和胃癌的风险。而蛋白质摄入量过多，尤其是动物蛋白摄入过多，又会增加结直肠癌、乳腺癌和胰腺癌的风险。

再说碳水化合物。在我们中国人的饮食中，碳水化合物占据了太高的比例。这很大程度上取决于大家对淀粉类主食的"执念"。在很多人的概念中，粥和面类主食都是养脾胃、易消化的膳食支柱，一顿饭里可能没有蔬菜和肉类，但不能没有米面。很多上班族和老年人更是一碗面上撒一些葱花就算一顿正餐了。这便造成了我们淀粉摄入普遍偏多的现状。而淀粉摄入过多的人群，一般会伴随蛋白质的摄入量低、胃癌和食管癌发病率较高。对此，简单的对策其实就是"加点菜再加个蛋"。广泛存在于蔬菜中的膳食纤维可以促进肠道蠕动，增加肠内容物，吸附、稀释致癌物质并加快其排泄，因此可以减少结直肠癌的发病风险。

营养素还包括维生素，而维生素顾名思义，是一类维持身体健康所必需的有机化合物。它们虽然不是构成身体组织的原料，也不是能量的来源，但在调节物质和能量代谢的过程中起着极其重要的作用。维生素缺乏和过量都会导致我们生理功能的紊乱，增加肿瘤的风险。通过维生素预防癌症是肿瘤化学预防的重要内容，而且也获得了丰富的研究证据支持。比如从食物中摄取的具有抗氧化作用的维生素，如维生素A、类胡萝卜素、维生素E和维生素C等可以增强机体免疫力，清除体内自由基，减少自由基对身体正常细胞的攻击，被许多研究证明具有预防癌症发生的作用。而维生素D和叶酸则能够通过调控细胞增殖、分化以及凋亡来降低癌症发病。

和维生素一样，矿物质也是人体不能合成、必须从食物中获取的。充足的钙摄入可预防结直肠癌。硒是谷胱甘肽过氧化物酶的重要组成部分，能清除自由基，增强免疫功能，因此对预防癌症具有比较确定的作用。锌缺乏会导致机体免疫功能减退，过量则会影响硒吸收，过多过少都会增加癌症的发病。铁摄入过量会增加肠癌和肝癌的风险，高盐高钠会损伤胃黏膜，导致糜烂和充血等病变，并增加其癌变风险……因此，矿物质的摄取，充足而适量很重要。

最后，我们的膳食中还包含丰富的植物化学物。它们是普遍存在于各色蔬菜和水果中的天然化学物质，包括花青素、番茄红素、有机硫化物、白藜芦醇以及植物固醇等。它们不仅赋予植物性食物特殊的色香味，还在我们机体中发挥着重要的生物学作用，如抗氧化、调节免疫及稳定内环境等，并明显降低癌症发生的风险。

然而，这些植物化学物也遵循着"过犹不及"的规律：高剂量的β胡萝卜素补充剂会增加肺癌的发病，高剂量的维生素E补充剂可能增加男性前列腺癌的发病风险，长期摄入高剂量叶酸补充剂也会促进结直肠癌的发生。因此，在非专业营养医师指导下，擅自口服营养素补充剂，可谓收益与风险并存。归根到底，食物才是获得维生素最为有效和安全的来源。

食物对肿瘤的预防作用

正如我们前面所说，营养素来源于食物，人要通过摄取食物获得营养素。不同的食物就像是营养素的不同组合体，食物中既存在许多抗癌的成分，也可能存在致癌成分或其前体。因此，了解食物的特性是合理安排膳食的前提。

◆ 谷薯类

全谷类食物含有丰富的膳食纤维，可以促进肠蠕动，增加排便，起到稀释和减少肠内毒素的作用。来自国内外的很多研究证据都支持全谷类食物可以降低结直肠癌的风险，也有研究表明，这类食物的摄入可能预防食管癌。而且，增加全谷物在食物中的占比可以控制体重，对减少肥胖相关的癌症也有一定的作用。但是，与大家直观印象不同的是，薯类食物对癌症的预防并没有明显的作用，而精制谷物的摄入还可能增加某些癌症的风险。

◆ 蔬菜和水果

蔬菜是多种维生素的重要来源，而且含有多种植物化学物和钾、钙和镁等微量元素。增加蔬菜摄入品种和总量可降低食管癌以及结肠癌的风险，而十字花科的蔬菜，如我们常吃的西蓝花、白菜花、芥菜、卷心菜等，含有较多的硫代葡萄糖苷，对癌症具有潜在的预防作用，可以明显降低肺癌、胃癌以及乳腺癌的发病风险。

◆ 动物性食物

畜禽类、鱼类和蛋类等动物性食物是人体优质蛋白质、维生素和矿物质的重要来源。

畜禽类中，哺乳动物的肉又叫红肉，主要包括猪肉、牛肉、羊肉、兔肉等，红肉的红色来自肉中的肌红蛋白。这类红肉富含蛋白质和铁元素，但有充足的证据证明，大量摄入红肉会增加结直肠癌的发生风险。一方面是因为红肉在高温烹饪时，容易形成杂环胺和多环芳烃等致癌物，另一方面则是因为红肉中丰富的血红素铁在人体内可以产生自由基，从而损伤人体DNA，诱导氧化应激，促进结直肠癌的发生。而且，红肉脂肪含量高，能量密度大，更容易导致超重和肥胖，因而增加癌症风险。除结直肠癌外，红肉还可能增加前列腺癌、胰腺癌、乳腺癌以及肝癌的发病风险。

白肉和红肉不同，有一种形象的比喻，红肉来自"地上跑"的，而白肉来自于"水里游"的和"天上飞的"——鱼类和家禽类（鸡、鸭、鹅、鹌鹑等）非哺乳动物的肉都不是红肉，可以称之为"白肉"，这些已被证实是一种"更健康"的膳食选择。家禽类富含蛋白质，且比牛肉、猪肉等的脂肪含量更低，没有确切的研究证据表明禽肉与癌症的发病有明确的关系。鱼类，尤其是海鱼含有丰富的长链ω-3多不饱和脂肪酸，不仅能够调节雌激素代谢，还能缓解炎症和氧化应激，从而抑制肿瘤细胞的生长。因此，适度增加鱼类摄入可能降低肝癌、结直肠癌、肺癌和乳腺癌的发病风险。

蛋类也是我们日常生活中蛋白质的重要来源。除了优质蛋白质、多种维生素和矿物质外，禽蛋还能够提供丰富的卵磷脂、胆碱、卵黏蛋白、类胡萝卜素等对人体有益的营养成分。但是，大量摄入禽蛋可能增加卵巢癌的发病风险，而蛋类摄入与其他癌症的关系尚不明确。

◆ 加工肉制品

肉类食品在加工过程中，一方面由于腌制过程，会导致致癌物N-亚硝基化合物及其前体物质硝酸盐的生成，另一方面，高温烧、烤、熏制过程也会导致加工肉制品中杂环胺和多环芳烃化合物等致癌物的增加。因此，加工肉制品不仅会明显增加结直肠癌和胃癌的风险，也与鼻咽癌、食管癌、肺癌和胰腺癌等恶性肿瘤的发病相关。

◆ 乳及乳制品

乳及乳制品不仅是人类优质蛋白质和钙的良好来源，也含有丰富的维生素B_2、维生素B_{12}、生长因子和激素。低脂乳品的摄入可以降低乳腺癌和结直肠癌的发病风险，酸奶还可以促进幽门螺杆菌的根除，进而降低胃癌的发病风险。不过，乳及乳制品虽好，却也不是多多益善。虽然它们在推荐摄入量之下并不会导致明显的肿瘤风险，但有证据表明，大量摄入乳及乳制品还是会使男性面临更高的前列腺癌发病风险。

◆ 大豆与坚果

综合研究结果显示，大豆及其制品的摄入可以降低乳腺癌和胃癌的发病风险，适量摄入坚果也可以降低女性结直肠癌的发病风险。

◆ 其他食物

膳食营养与肿瘤发生之间存在的千丝万缕的联系，远远比我们能够认知的更为微妙和深刻。很多人喜爱的咖啡可以降低肝癌和子宫内膜癌的风险。茶，尤其是绿茶可以降低包括乳腺癌、结直肠癌、卵巢癌在内的多种癌症的风险。酸奶能通过其中含有的益生菌和益生元调节我们的肠道菌群，保护我们远离肺癌，但含蔗糖或果糖的饮料不仅会造成我们的血糖波动，还会让我们更容易患上胰腺癌、结直肠癌和食管癌。盐腌及过咸的食物本身不致癌，但可以损伤胃黏膜，从而增加胃癌风险。长期饮酒则有百害无一益，对于包括肝癌、食管癌、结直肠癌以及乳腺癌在内的多种癌症都是风险因素。因此，要尽量少喝或者不喝含酒精的饮料。

膳食模式与肿瘤预防有什么关系

我们在前面的部分讨论了单个营养素和单种食物的健康效应，但是，不同营养素和每种食物之间都有着复杂的相互作用，而我们的一日三餐是由多种食物组合而成的。因此，不能孤立地探讨膳食的成分，而是应该从整体的膳食模式层面评价营养与肿瘤发生发展的关系。

◆ 如何评价膳食模式

我们很难构建一种完美无缺的膳食模式，但是，却可以通过一系列评价体系来给特定的膳食模式打分，看看哪种模式更为健康。目前的膳食模式评价方法，主要是根据不同的医学、营养学指南或建议，建立膳食质量指数，来对膳食模式进行评价。如果哪一类膳食指数越高，就表明它越符合相关的指南或建议。

公认的膳食质量指数包括美国癌症协会（American Cancer Society, ACS）的癌症预防指南评分、健康饮食指数（healthy eating index, HEI），以及修正的地中海膳食评分和WCRF/AICR评分。遵循健康的膳食模式，可以降低各种癌症的发病风险。

◆ 东方膳食模式

东方的膳食模式，是以植物性食物为主的膳食模式，其特点是

"三低一高"：低热能，低蛋白，低脂肪，高碳水化合物。谷类、蔬果、大豆等植物性食物在其中的比例较高，富含维生素和膳食纤维，有利于预防心血管疾病和结直肠癌。

◆ 西方膳食模式

西方的膳食模式，是以动物性食物为主的膳食模式，其特点是优质蛋白质的占比高，含有大量的添加糖、肉类和脂肪，富含能量，容易引起超重和肥胖，因而增加相关癌症的风险。

◆ 地中海膳食模式

地中海膳食模式，是泛指希腊、西班牙、法国和意大利南部等地中海沿岸国家的膳食模式。得益于当地的农业和渔业环境，地中海膳食包含丰富的水果和蔬菜，适量的肉类和乳制品，一些鱼类和少量低度酒，以及丰富的未精炼橄榄油。地中海膳食模式能有效控制体重，进而在预防相关癌症的发生中发挥作用。

◆ 日本传统膳食模式

日本传统膳食模式中，动物和植物食物的消费量较为平衡，海产品摄入量大，烹饪方式少油、少盐，能量、蛋白质和脂肪的摄入都基本符合营养要求，因此，是公认的健康膳食模式之一，对结直肠癌具有一定的预防作用。

◆ 素食模式

素食模式是指不包括动物性食物的膳食模式。由于其含有丰富的膳食纤维和植物化学物，可以预防多种癌症的发生。素食预防癌症的原理可能与其增加更多有益成分摄入、减少红肉及加工肉制品摄入，以及素食者普遍具有良好的生活方式有关。

如何吃好喝好、远离肿瘤

在世界癌症研究基金会和美国癌症研究所发布的关于生活方式

和癌症预防的专业报告《膳食、营养、身体活动与癌症：全球视角（第三版）》中，专家小组根据全球最新的研究证据，提出以下10条肿瘤预防建议：

◆ 保持健康体重

控制体重，使体重指数（body mass index, BMI）保持在18.5 ～ 23.9kg/m²，或者腰围不超过90cm（男性）/80cm（女性），而且尽量让体重接近健康体重范围的低值，避免年龄增长后体重增加。

◆ 积极参加运动

每天进行中等强度身体活动45 ～ 60分钟；对于5 ～ 17岁人群，则建议每日中到高强度的活动时间累计达到60分钟；减少静坐时间。

◆ 多吃全谷、蔬菜、水果和豆类

每日至少从食物摄入30克膳食纤维、5种或以上非淀粉蔬菜和水果。

◆ 限制摄入快餐类食物和其他富含糖、淀粉、脂肪的食物

◆ 限制摄入食用红肉和其他加工肉类，每周吃红肉不超过500克

◆ 限制摄入含糖饮料

为了满足机体对水分的需求，最好饮用水、茶或不加糖的咖啡。

◆ 限制饮酒，最好不饮酒

◆ 不推荐服用各类膳食补充剂

机体的营养需求应该从每日膳食中获取，而不是依靠非膳食的补充剂。但对于备孕妇女，还是应该补充铁和叶酸，婴幼儿、孕妇和哺乳期妇女还应该补充维生素D。

◆ 如果可以，尽量母乳喂养

在婴儿最初6个月内给予纯母乳喂养，并持续到2岁甚至更长。

◆ 曾被确诊为恶性肿瘤的癌症幸存者应该遵从上述肿瘤预防建议

二、营养支持对肿瘤治疗有什么作用

营养是我们身体结构和生理功能的物质基础，当疾病发生时，充足、合理的营养支持更是我们免疫系统的后勤保障，在肿瘤的治疗中尤为如此。

恶性肿瘤的隐形帮凶：营养不良＋代谢紊乱

近半个世纪以来，恶性肿瘤已成为我国国民健康的重大威胁。

2016年，全国新发恶性肿瘤病例约406.4万例，肿瘤发病率为186.46/10万。这其中，极易发生营养不良的胃癌、食管癌，和较易发生营养不良的肺癌、肝癌、结直肠癌是主要的肿瘤患者死因。肿瘤患者的营养不良发生率高达40%～80%，在晚期患者中甚至超过80%，并直接导致了约40%的患者死亡。这样的数据可谓触目惊心。

肿瘤患者发生营养不良的原因来自肿瘤疾病本身、抗肿瘤治疗的不良反应和患者的其他基础病。最常见于肿瘤患者的营养不良类型是能量–蛋白质缺乏型营养不良，而能量–营养素代谢紊乱又与之如影随形，狼狈为奸。

我们可以把恶性肿瘤病灶想象成一个恶棍控制的兵工厂，毫无节制地从我们的机体中攫取营养，昼夜不停地自我复制——这自然会造成我们机体的能量消耗异常，基础代谢率增高。而且肿瘤细胞非常喜欢糖，它们会大量消耗我们机体中的能源物质葡萄糖，使我们的机体长期处于饥饿状态。机体为了保持正常的生理活动和血糖的稳定，就会通过一种名为"糖异生"的过程，把肌肉、脂肪等多种非糖物质转化为葡萄糖或糖原。这样一来，我们的骨骼肌、内脏蛋白和脂肪就会加速消耗，而"肿瘤兵工厂"则获得了更加丰富的原材料，肿瘤组织内部的蛋白质合成也得到了增强。

更糟糕的是，这个"肿瘤兵工厂"的生产过程能源浪费严重：肿瘤细胞以一种名为"有氧酵解"的代谢方式利用能量，不仅产能的效率低下，在利用能量的同时就消耗了不少的热量，还会造成大量代谢产物乳酸的堆积，并生成很多炎性因子和生化物质——这就像我们现实中见到的黑心工厂一样，不仅制造毒物，还浪费能源，排出废物，为害一方。而这些炎性因子和生化物质，一方面创造出了对肿瘤细胞生长增殖十分有利的微环境，另一方面又造成我们机体的炎症反应，使得合成代谢受到限制，分解代谢持续增加，最终可能导致肿瘤恶病质。

整体上，肿瘤导致的能量-蛋白质缺乏型营养不良和能量-营养素代谢紊乱，与炎症、急性疾病或创伤等应激状态下的病理生理学改变十分相似，只是肿瘤应激发生的程度相对较缓，而持续的时间却比较长。在这种状态下，肿瘤患者对抗肿瘤治疗的敏感性和耐受性都被削弱，并发症显著增加，生活质量及生存率下降。

可以说，营养不良和代谢紊乱是导致肿瘤患者体内严重的生理生化改变、抗肿瘤治疗失败及生活质量恶化的原因之一，可谓恶性肿瘤的隐形帮凶。

双管齐下：抗肿瘤治疗 + 营养代谢治疗

在欧美地区，权威的临床营养学会早已将临床营养学技术应用于肿瘤的治疗过程中。在我国，营养诊断和治疗技术也在肿瘤临床中得到了逐步开展。

◆ 增营养不会促肿瘤

研究证据显示，我们摄入的营养物质并不会让肿瘤增殖得更快，却能够明显改善机体的营养状态和器官功能，有效提高患者抗肿瘤治疗的耐受性，甚至使部分患者重新获得接受抗肿瘤治疗的机会而延长生存期。相反，限制营养物质供应对机体危害明显，抑瘤作用却不大。

为此，早在2006年，欧洲肠外与肠内营养学会（ESPEN）就强烈推荐在肿瘤患者放疗、化疗期间使用强化饮食治疗和口服营养制剂，以防止由于治疗引起的体重丢失和治疗中断。同时，学会专家还认为，除非是面对濒死阶段的患者，否则医生都应该在得到患者同意的前提下，为其提供肠内营养支持，以尽量减少体重丢失，预防和治疗营养不良或恶病质，提高对抗肿瘤治疗的耐受性与依从性，控制抗肿瘤治疗的不良反应并最终改善生活质量。

◆ 肿瘤营养治疗是复杂的系统工程

在大多数种类的肿瘤中，营养不良都是独立的不良预后因素，联合营养代谢的抗肿瘤治疗正越来越多地得到医学界的共识。不过，肿瘤疾病造成的患者营养不良和能量代谢紊乱却比其他慢性病带来的消耗要复杂得多，因为肿瘤还会导致患者一系列影响进食和消化的症状，包括食量减少、早饱、恶心、呕吐、腹泻、便秘、腹痛、餐后胀满、发热、慢性疼痛、严重失眠和抑郁、焦虑等。其他慢性病，通常没有这么"磨人"。

所以，肿瘤患者的营养治疗不仅需要针对机体代谢紊乱的问题进行抗肿瘤治疗和促合成代谢干预，还要为保证患者顺利摄入热量和营养素、减少额外的热量消耗而进行对症治疗，并对患者进行多种形式的心理干预治疗，鼓励患者积极进行有氧运动。

这就要求肿瘤患者的营养治疗需要一个由临床营养师、肿瘤医师、临床药师和肿瘤科护师等组成的专业团队共同协同完成，而不是简单地给患者多增加营养、补充些热量。同样，营养治疗中，也需要同步应用肿瘤学和营养学的技术手段，进行肿瘤学和营养学诊断，把抗肿瘤治疗和营养疗法有机地结合起来，纠正患者热量–营养素代谢紊乱，治疗原发肿瘤疾病和相关并发症。

而对于中晚期肿瘤患者，机体代谢往往已经非常紊乱了，单独进行营养补充已经无法纠正营养不足和代谢紊乱，还需要联合药物实施调控代谢变化的治疗，抑制肿瘤患者的异常炎症反应。

因此，肿瘤患者的营养支持是一项复杂的系统工程，只有根据患者的肿瘤种类、临床分期和治疗策略，结合其营养状况，个体化地制订营养支持、代谢调理和抗肿瘤治疗计划，才是肿瘤综合治疗的最佳策略。

抗肿瘤治疗与营养代谢干预相辅相成

如果说营养不良是恶性肿瘤的帮凶，那么营养治疗就是抗肿瘤治疗的友军。

营养治疗的目的在于为患者提供最佳的能量和蛋白质，维持和改善营养状况，避免或减轻临床和手术并发症。在接受不同的抗肿瘤治疗时，患者对热量和营养素的需求也会发生改变，相应地，营养支持的方案也要随之调整，达到与抗肿瘤治疗相辅相成的效果。

比如，对于接受手术治疗的患者来说，术前营养不良是一个常见的问题，与住院时间延长、术后并发症增加等密切相关。而手术后，创伤、患者对创伤的应激反应和并发症的发生又会进一步增加患者的营养风险。因此，对于存在营养风险的患者，在术前术后的围手术期中都应该应用营养治疗来改善营养状况，降低术后并发症的发生率并促进恢复。如果患者在术后需要人工营养支持，则优先选用肠内营养，或肠外、肠内营养联合的方式。

再比如放疗可能造成结直肠癌患者厌食、腹痛、腹泻、频繁的紧迫性大便失禁、里急后重感（下腹部不适，很想解大便，又无法一泄为快）、出血、穿孔、肠梗阻、肠瘘等不良反应，进而严重影响患者的进食、消化吸收和排泄。如果患者已经存在明显的营养不良，就应该在放疗的同时进行营养支持；如果患者在放疗期间因为严重的不良反应影响摄食，且预期持续时间大于一周，而放疗又不能终止，也应该接受营养支持。在放疗后，如果肠道功能发生障碍，还要根据临床表现的不同，采用低脂、低渣、无乳糖等饮食，增加谷氨酰胺摄入，同时补充益生菌以纠正肠道菌群失衡。如果仍然不能满足营养需求，还需要增加静脉输入的肠外营养。如果发生乙状结肠或直肠的放射性肠瘘，则应该采用全肠外营养。

化疗同样是进食和消化障碍的重灾区。化疗药物经常引起患者恶心、呕吐，造成口腔、食管、胃、肠等处黏膜炎，以及腹泻、便秘等消化道反应，可导致40%~90%的患者发生体重丢失，影响患者的营养状态及其对化疗的耐受性。由于化疗患者上吐下泻得太严重，营养支持中大多需要辅助应用肠外营养，并选用含有精氨酸、谷氨酰胺、核苷酸的制剂来改善胃肠道黏膜状况。同时，使用益生菌制剂以维持胃肠道菌群平衡，并食用富含纤维素的食物，加大饮水和运动量，以促进胃肠蠕动，改善消化。

但是，需要注意的是，对于接近生命终点的患者，并不适合按照营养干预的准则实施营养支持。家人只需要提供少量食物和液体以减轻饥饿和口渴症状，避免患者因脱水引起神志不清即可。这是为了避免营养治疗从"喂给骆驼的稻草"，变成"压死骆驼的稻草"，增加终末期患者的代谢负担。

总之，维护患者良好的营养状态，是抗肿瘤治疗顺利实施的根本保障。而由于异常代谢状态是拜肿瘤组织"活跃生存"所赐，有效的抗肿瘤治疗又能反过来减少肿瘤负荷，改善机体异常代谢状态。因此，抗肿瘤治疗与营养代谢干预是一对相互成就的友军，共同在肿瘤患者的治疗、康复中发挥重要作用。

三、营养管理对肿瘤康复有什么作用

抗癌的道路漫长而又艰辛，很多患者朋友在出院回家后，都难免会产生松口气、歇歇脚的想法，从而可能忽略居家康复期间的营养管理。有研究表明，我国有相当一部分肿瘤患者的营养风险和营养不良，就发生在康复期。

"康复"，是一个蕴含着无限希望与憧憬的词语。肿瘤康复期，是指患者没有进行放疗、化疗、手术治疗，也没有住院的期间。换言之，就是患者经过抗肿瘤治疗后，病情得到控制，在家休养的阶段。这期间的肿瘤患者，可能实现了肿瘤的完全缓解（complete remission, CR）或部分缓解（partial remission, PR），也可能肿瘤稳定无变化（no change, NC）或无肿块，整体上处于比较"消停"的状态。

但是，患者朋友们千万不要因为康复期看似风平浪静，就小瞧了这期间营养不良的后果。

肿瘤康复期的营养管理为什么重要

一方面，患者在康复期之前已经承受过高强度的抗肿瘤治疗，本来身体底子就弱，如果营养管理再跟不上，自然不可避免地出现免疫力下降、肌肉减少、体重丢失等情况，甚至出现恶病质。

举个最简单的例子：如果患者在接受手术后出现了营养不良，将直接导致伤口易感染、难愈合，甚至可能在短期内需要再次入院接受治疗，增加了医疗费用不说，还降低了生活质量和生存概率。

另一方面，康复期其实也是某种程度上的"复发期"。即使通过手术和放化疗，把肉眼能见的肿瘤完全清除，但康复期的前5年中仍有很高的复发和转移风险。大量的临床观察和统计资料显示，肿瘤患者80%的复发和转移发生在根治术之后的3年左右，10%发生在治疗后5年左右，因此就有了患者朋友们熟悉的"3年生存率"和"5年生存率"说法。而且肿瘤一旦复发或转移，治疗上也更加困难。

然而，尽管肿瘤康复期的重要性不言而喻，却有很多肿瘤患者一旦出院就开始消极逃避或"放飞自我"。有统计数据表明，高达85%的肿瘤患者在康复期死亡，其中仅有37%的患者坚持进行了康复期治疗（而且还不够规范），进行了饮食康复治疗的患者就更少了，仅有7%。

患者朋友们要切记，康复期绝不是可以放松警惕的时期，而恰是与伺机而动的癌魔持续斗争的关键时期。肿瘤患者在康复期间应该积极调整心态，坚持康复期治疗，加强营养管理并适当锻炼，以保证安全、平稳地度过康复期前5年和之后的更长时间。

肿瘤康复期有哪些营养不良相关问题

◆ 免疫力下降

免疫力是人类抵抗各种疾病的"卫士"，其作用是识别和消灭外来入侵异物（病毒、细菌等）和体内突变细胞（包括癌细胞）。由于人体内每时每刻都在发生"免疫战争"，这一过程需要消耗大量的蛋白质和能量，如果"粮草不足"，免疫系统就难以正常发挥作用，从而增加患者肿瘤复发转移和感染病原微生物的风险。研究显示，我国有将近20%的恶性肿瘤患者死于各类感染，免疫力下降是根本原因。

◆ 肌肉减少

肌肉是人体的"第二心脏"——肌肉越发达，肌肉收缩就越有力，能更好地促进血液循环。肌肉还是骨骼的"守护神"，不仅肌肉的强度与骨密度密切相关，强健的肌肉还可有效应对外力冲击，保护骨骼。由于患病后活动量减少、食欲不振、营养不足等，肿瘤患者通常会发生继发性肌少症，造成虚弱乏力、容易跌倒骨折，严重影响生活质量。

◆ 体重丢失

体重对于肿瘤患者来说，可谓不折不扣的"软黄金"。患者在经历手术、放化疗后，往往会出现食欲下降、恶心、呕吐等不良反应，增加了营养消化、吸收不良的风险，进而导致体重丢失。特别是消化道肿瘤患者，由于术后较长时间内不能进食，发生体重丢失的概率更高。如果排除节食、减肥和运动等主观原因，患者在6个月内体重减轻＞2%，就可以诊断为体重丢失。

有些患者和家属朋友或许会想：我减肥的时候最怕反弹复胖，如果发生体重丢失，以后不也会慢慢恢复吗？但是别忘了，肿瘤患者由于疾病、治疗和特殊代谢状态等原因，总是"掉膘容易保重难"。另外，有研究表明，肿瘤患者的体重丢失率及体重指数（BMI）与生存时间息息相关（表1-1），体重丢失率＞2.4%时，就可能显著缩短患者的生存时间。

表1-1 肿瘤患者体重丢失、BMI分级及平均生存时间预测

分级	体重丢失率	BMI（kg/m²）	平均生存时间（月）
0级	±2.4%	≥28.0	14.6
1级	2.5% ~ 5.9%	25.0 ~ 27.9	10.8
2级	6.0% ~ 10.9%	22.0 ~ 24.9	7.6
3级	11.0% ~ 14.9%	20.0 ~ 21.9	4.3
4级	≥15.0%	< 20.0	3.4

表1-1中的"分级"是什么意思呢？我们可以假设有这么一位患者，身高1.7米，体重70千克，那么换算下来BMI大约为

$70kg \div (1.7m)^2 \approx 24.2kg/m^2$。如果这位患者体重丢失超过6%，即4.2千克，就属于2级体重丢失，平均生存时间仅有7.6个月左右。

虽然这种结论不够严谨，仅是一种大体推测，但也从侧面证明了体重对肿瘤患者的重要意义。

◆ 恶病质

恶病质三个字，看着就让人有种不详的预感。的确，这种凶险的并发症可谓是患者"生命的倒计时"，一旦出现，通常预示着患者已经进入了生命的最后阶段，而恶病质难治期的患者剩余生存时间一般不超过3个月。恶病质最直观的临床表现就是瘦成"皮包骨"，同时还可伴有贫血、无力、完全卧床、全身衰竭等表现，且几乎无法逆转。尽管恶病质并非简单的营养不良所导致的结果，但康复期营养不良或伴有其他基础疾病会显著增加患者的恶病质风险。

营养管理对肿瘤康复有哪些积极影响

康复期至关重要，补充营养必不可少。对康复期患者进行合理的营养管理和营养支持可以降低肿瘤复发和转移风险、感染风险和发生营养相关疾病的风险，延长患者生存时间，改善患者预后。

◆ 减轻炎症反应

炎症反应是人体自我保护的一种"防御性反应"，能够识别和清除"外敌"，促进组织再生和修复。虽然炎症反应通常是有益的，但凡事都有两面性。研究表明，炎症反应微环境会增加细胞的突变频率和已突变细胞的增殖能力——也就是说，会诱发肿瘤细胞的产生。

我们不妨用日常生活中的场景举个例子：长期吸烟可引发肺部炎症，增加罹患肺癌的概率，长期饮用温度过高的热水可导致食管黏膜损伤，增加罹患食管癌的风险，甚至有些患者佩戴的假牙不合适，长期摩擦舌头造成局部反复破溃发炎，都可能最终导致舌癌。另外，炎症反应还可能"唤醒"休眠癌细胞，促进肿瘤的复发和转移。

肿瘤康复期患者由于经历了手术、放疗、化疗等损伤性治疗，体内或多或少会出现不同程度的炎症反应，而谷氨酰胺类、精氨酸、ω-3多不饱和脂肪酸等具有免疫调节作用的营养物质则有助于减轻炎症反应。

◆ 提高免疫力

充足、均衡的营养是人体免疫的基石。大量研究表明，在做好营养风险和营养不良筛查的前提下，有针对性地制订营养管理方案，可以实现高效的营养补充，增强患者的免疫力，从而改善患者生活质量及预后。

◆ 减少肥胖风险

虽然"体重就是软黄金"，但并不意味着肿瘤患者就可以毫无节制地大吃大喝。毕竟，肥胖是恶性肿瘤复发的独立危险因素，而且无论是肥胖还是低质量饮食，都会降低肿瘤患者的生存概率。比如乳腺癌患者就普遍存在肥胖问题，如果康复期没能"管好嘴"，过多地摄入高热量、低质量的"西式饮食"（如红肉、加工肉、甜品等），就可能引起营养过剩，加重肥胖；而选择高质量的饮食模式（富含水果、蔬菜、全麦、尽可能少摄入红肉和加工肉类），则能够降低乳腺癌患者的死亡率。

◆ 改善肌肉减少及体重丢失

合理的营养管理和饮食指导可以改善患者的营养状况，特别是增加蛋白质摄入有利于患者肌肉蛋白的合成代谢，能够增加患者肌肉量，减少体重丢失。

◆ 延缓恶病质进展

虽然单纯的营养支持无法逆转恶病质，但通过增加营养摄入可以在一定程度上延缓这一进程，改善患者的生活质量。

肿瘤营养管理离我们有多远

肿瘤营养管理，是指对肿瘤患者进行营养风险筛查、营养不良诊断、实施营养干预（如营养咨询、营养支持等）并进行疗效评价的过程。

显然，如果每位肿瘤患者都能够被纳入科学的营养管理体系中，其生存质量和预后都必将得到显著的改善。

然而，目前国内还没有一种被广泛接受并严格执行的肿瘤营养管理模式。当下比较时髦的是一种叫"HCH"的营养管理模式，其营养管理单位包括医院（hospital）、社区（community）和家庭（home），不同单位的营养管理有不同的对象，负责不同的管理范畴和内容。

简单来说，这种模式丰富和拓展了"营养管理"的内涵与形式，让患者家庭和社区（医院）也参与到营养管理的过程中来，并且不再以治疗疾病为唯一目的，而是注重通过营养干预来预防疾病，强身健体。

尽管"HCH"看起来很丰满，现实却很骨感。毕竟别说社区（医院）了，临床医生对营养学相关知识的掌握也参差不齐，这不能责怪医生个体，这是由于临床分科过细，不同学科之间交流不充足所致。想要三级联动，却是很难带动。因此，对于肿瘤患者，特别是已经出院、脱离医护人员视野的康复期患者而言，家庭（home）才是营养管理的基石。

需要注意的是，在营养管理中，最值得重视的是"饮食＋营养教育"，包括营养咨询、饮食指导及饮食调整等。毕竟，吃饱饭、吃好饭才是最经济实用且有效的措施。如果仅靠饮食无法满足营养需求，再转而求助其他营养干预方案，依次选择口服营养补充、全肠内营养、部分肠外营养乃至全肠外营养。

第二章
与时俱进：不同治疗阶段如何进行营养支持

一、治疗前期：营养不良早知道，筛查工具来帮忙

你知道吗？有高达20%的肿瘤患者并未死于肿瘤本身，而是死于癌症导致的不可逆性营养不良及其并发症。

这绝非危言耸听。

由于手术、化疗等抗肿瘤治疗的应激创伤，再加上肿瘤自身也在争抢营养，肿瘤患者本来就"消耗大"，而部分患者瘤体较大，可能会侵犯食管、胃、肠道等消化器官，又会导致"吸收差"，再加上放化疗等治疗手段又可能引起恶心、呕吐、食欲下降、吞咽困难等症状，从而造成患者"吃不下"。

"消耗大""吸收差""吃不下"这三板斧，就导致了肿瘤患者岌岌可危的营养状况。

有研究表明，高达40%～80%的肿瘤患者存在不同程度的营养不良。

> 知识卡片　营养风险，指因营养因素给患者带来不利的风险，包括并发症增加、住院时间延长、治疗费用增多、死亡率增高等。

有哪些常见的营养筛查及评价工具

与恶性肿瘤开展营养保卫战，先下手为强很重要。营养风险的防范和管理，同样重在一个"早"字。及时发现营养风险，就要借助营养筛查及评价工具的帮助。

我们不妨一起来了解一下三种常用的营养筛查工具NRS-2002、MNA-SF、MUST，和营养状况评价工具PG-SGA。

别看这些工具的名字都洋气花哨，它们的使用却很简单方便。但不同的工具有不同的适用对象，请患者朋友们尽量"对号入座"。

◆ 营养风险筛查2002（nutrition risk screening 2002, NRS-2002）（表2-1）

适用对象：18 ~ 90岁、未进行急诊手术、神志清楚的住院患者。

工具特点：简单易行，花费时间少。

推荐机构：欧洲肠外与肠内营养学会和中华医学会肠外肠内营养分会均推荐其为住院患者营养风险筛查的首选工具。

评分内容：疾病评分、营养状态受损状况及年龄三部分。

总评分计算方法：疾病严重程度评分、营养状态受损评分、年龄评分3项相加所得分值即为总评分。

结果判定：总评分≥3分表明患者有营养不良或有营养风险，应进行营养支持。NRS-2002总评分<3分，每周重复一次营养风险筛查。

我们可以用一个实例来演示一下NRS-2002的评分过程：

一名早期卵巢癌患者（疾病严重程度=1分），身高、体重正常且3个月内体重、饮食无变化（营养状况受损评分=0分），年龄为72岁（年龄评分=2分）。

以上3项内容相加后，该患者总评分为3分，表明该患者有营养不良或有营养风险，应进行营养支持。

是不是非常简单明了？

表 2-1 NRS-2002评分内容

每项得分	0分	1分	2分	3分
疾病严重程度评分		髋部骨折、慢性疾病急性发作或伴有并发症者、COPD、血液透析、肝硬化、糖尿病、一般恶性肿瘤等（1分）	腹部大手术、卒中、重症肺炎、血液恶性肿瘤（2分）	颅脑损伤、骨髓移植、APACHE＞10的患者（3分）
营养状况受损评分	BMI≥18.5kg/m²，近1～3个月内体重无变化，近一周摄食量无变化（0分）	体重丢失＞5%或食物摄入比正常需要量低25%～50%（1分）	一般情况差或2个月内体重丢失＞5%或食物摄入比正常需要量低50%～75%（2分）	BMI＜18.5kg/m²且一般情况差，或近1个月内体重丢失＞5%（或3个月内体重下降15%）或前一周食物摄入比正常需要量低75%～100%（3分）
年龄评分	18～69岁（0分）	≥70岁（1分）		
合计得分				

◆ MNA-SF微型营养评价简表（mininutritional assessment short form，MNA-SF）

适用对象：专门用于老年患者（≥65岁）的营养筛查与评估。

工具特点：漏诊率和误诊率较低。

工具来源：由Rubenstein LZ等人在传统MNA基础上进行设计而来。

问卷内容：由6个条目构成（表2-2），6个条目相加所得分值即为MNA-SF分值。

表2-2　MNA-SF

	筛查内容	分值
A	既往3个月内，是否因食欲下降、咀嚼或吞咽等消化问题导致食物摄入减少？ 0＝严重的食欲减退　1＝中等程度食欲减退　2＝无食欲减退	
B	最近3个月内体重是否减轻？ 0＝体重减轻超过3kg　1＝不知道　2＝体重减轻1kg-3kg 3＝无体重下降	
C	活动情况如何？ 0＝卧床或长期坐着　1＝能离床或椅子，但不能出门 2＝能独立外出	
D	在过去3个月内是否受过心理创伤或罹患急性疾病？ 0＝是　2＝否	
E	是否有神经心理问题？ 0＝严重痴呆或抑郁　1＝轻度痴呆　2＝无心理问题	
F1	BMI（kg/m²）是多少？ 0＝小于19　1＝19-21　2＝21-23　3＝大于23	
F2	小腿围CC（cm）是多少？ 0＝CC小于31cm　3＝CC大于等于31cm	
合计	筛查分值	

*说明：由于老年患者的特殊性，常存在不易获得BMI的情况，如卧床或昏迷患者，可用小腿围代替。

结果判定：①分值≥12分：无营养不良风险；②分值≤11分，可能存在营养不良，需要进一步进行营养状况评价。

我们再带入实例来演示一下MNA-SF的评分过程：

一名肿瘤患者，存在严重的厌食情况（A=0分），近3个月内体重减少2kg（B=2分），长期卧床（C=0分）。近3个月未曾经受心理创伤或罹患急性疾病（D=2分），无神经心理问题（E=2分）。由于患者行动不便、长期卧床，无法获取BMI情况，因此用小腿围（F2）代替BMI（F1）情况，经测量该患者小腿围为29厘米（F2=0）。

以上6项条目相加后，该患者分值为6分，表明该患者可能存在营养不良，需要进一步进行营养状况评价。

◆ MUST营养不良通用筛查工具（malnutrition universal screening tool，MUST）

适用对象：适用于所有的住院患者。

工具特点：主要用于蛋白质-热量营养不良及其发生风险的筛查。

工具来源：由英国肠外肠内营养协会开发。

评分内容：①BMI；②体重下降程度；③疾病所致的进食量减少（表2-3）。

表2-3　MUST评分表

	评分项目	得分
BMI	> 20 kg/m^2	0分
	18.5 ~ 20kg/m^2	1分
	< 18.5 kg/m^2	2分
体重下降程度	过去3 ~ 6个月体重下降 < 5%	0分
	过去3 ~ 6个月体重下降5% ~ 10%	1分
	过去3 ~ 6个月体重下降 > 10%	2分
疾病原因导致近期禁食时间	≥ 5d	2分

结果判定：MUST总评分0分为低营养风险状态，MUST总评分1分为中等营养风险状态，MUST总评分≥2分为高营养风险状态。

同样，我们再带入实例来演示一下MUST的评分过程：

一名肝癌患者，身高1.6m，体重50kg，BMI ≈ 19.5kg/m² （BMI = 1分）。该患者近3个月内体重减少2kg，即体重下降4%（体重下降程度 = 0分）。近期未禁食（疾病原因导致近期禁食时间 = 0分）。

以上3项内容相加后，总得分为1分，表明该患者为中等营养风险状态。

- PG-SGA营养状况评估工具（Scored Patient-Generated Subjective Global Assessment，PG-SGA）

适用对象：专门为肿瘤患者设计的营养状况评估方法。

工具特点：专业性较强，患者难以独立完成评估。

推荐机构：美国营养师协会（AND）推荐用于肿瘤患者营养评估的首选方法。

组成部分：由患者自我评估部分及医务人员评估部分两部分组成，具体内容包括体重、摄食情况、身体活动和身体功能、疾病与营养需求的关系、代谢方面的需要、体格检查等7个方面，前4个方面由患者自己评估，后3个方面由医务人员评估（表2-4 ~ 表2-8）。

结果判断：总体评估包括定性评估及定量评估两种。定性评估将患者分为营养良好、可疑或中度营养不良、重度营养不良三类；定量评估将患者分为0 ~ 1分（营养良好），2 ~ 3分（可疑营养不良），4 ~ 8分（中度营养不良），≥9分（重度营养不良）四类（表2-9 ~ 表2-10）。

表2-4　患者主观整体评估（PG-SGA）

1. 体重（说明见表2-5）

目前我的体重约为　kg；

目前我的身高约为　cm；

1个月前我的体重约为　kg；

6个月前我的体重约为　kg

在过去的2周，我的体重

减轻（1）　没变化（0）　增加（0）

本项计分

* 本项包括两个方面：一是1个月内体重变化情况的评分，若不能获得1个月体重变化情况，则计算6个月体重变化情况评分。二是2周内的体重情况评分。两者相加总分为体重评分。

举例而言：

一位肿瘤患者小明身高160cm，目前的体重是50kg。他在1个月前的体重是55kg，体重下降了（55-50）÷55≈9%，对应"表2-5"，得分为3分。最近2周，这位患者的体重下降大约2kg，得分为1分。因此，两者相加后，该患者的体重评分为3+1=4分。

2. 进食情况

在过去1个月里，我的进食情况与平时相比：

没变化（0）　比以往多（0）　比以往少（1）

我目前进食：

正常饮食，但比正常情况少（1）

少量固体食物（2）

只能进食流食（3）

只能口服营养制剂（3）

几乎吃不下什么（4）

只能通过管饲进食或静脉营养（0）

本项计分

* 本项虽然是多选，但得分不需要累加，以最高分选项为进食情况评分。

举例而言：

还是上面例子中的肿瘤患者小明，在过去的一个月里，他的进食不仅比以往更少（1分），而且目前进食只能依靠口服营养制剂（3分），那么小明的进食情况评分为3分。

第一部分　患者自评部分（A评分）

3. 症状

2周来，我有以下问题，影响我的进食：

吃饭没有问题（0）　没有食欲，不想吃（3）

恶心（1）　呕吐（3）

口腔溃疡（2）　便秘（1）

腹泻（3）　口干（1）

食品没味（1）　食品气味不好（1）

吞咽困难（2）　一会儿就饱了（1）

疼痛——（部位）（3）

其他——（如抑郁，经济，牙齿问题）（1）

本项计分

*本项是多选，而且累计得分。

举个例子：

上面的患者小明近2周来由于恶心（1分）、吞咽困难（2分）、腹部疼痛（3分），影响了进食，那么以上3点相加后，小明的症状情况评分为1+2+3＝6分。

4. 活动和身体功能

在过去的1个月，我的活动：

正常，无限制（0）

不像往常，但还能起床进行轻微的活动（1）

多数时候不想起床活动，但卧床或坐椅时间不超过半天（2）

几乎干不了什么，一天大多数时候都卧床或在椅子上（3）

几乎完全卧床，无法起床（3）

本项计分

*本项是单选，以最符合患者情况的一项为活动和身体功能评分。

举个例子：

还是上面的患者小明，如果几乎完全卧床，甚至无法起床（3分），那么小明的活动和身体功能评分即为3分。

第二部分　医务人员评估表

5. 疾病与营养需求的关系B评分（表2-6）

相关疾病诊断（特定）

原发疾病的分期Ⅰ　Ⅱ　Ⅲ　Ⅳ　Ⅴ

年龄　岁

本项计分

第二部分　医务人员评估表

6. 代谢方面的需求C评分（表2-7）

无应激　低度应激　中度应激　高度应激

本项计分

7. 体格检查D评分（表2-8）

本项计分

表2-5　体重评分

1个月内体重下降	评分	6个月内体重下降
≥10%	4	≥20%
5%～9.9%	3	10%～19.9%
3%～4.9%	2	6%～9.9%
2%～2.9%	1	2%～5.9%
0%～1.9%	0	0%～1.9%
2周内体重下降	1	
总分		

表2-6　疾病状态与营养需求的关系

疾病	评分
癌症	1
AIDS	1
呼吸或心脏病恶病质	1
存在开放性伤口或肠瘘或压疮	1
创伤	1
年龄超过65岁	1
总分	

表2-7　代谢方面的需求（应激状态）

应激	无(0分)	轻（1分）	中（2分）	重（3分）
发热	无	37.2 ~ 38.3℃	38.3 ~ 38.8℃	> 38.8℃
发热持续时间	无	< 72小时	72小时	> 72小时
是否用激素	无	低剂量	中剂量	大剂量
（强的松）	无	< 10mg强的松或相当剂量的其他激素 / d	10 ~ 30mg强的松或相当剂量的其他激素 / d	> 30mg强的松或相当剂量的其他激素 / d
总分				

表2-8　体格检查

项目	正常0	轻度1	中度2	严重3
脂肪储备　　眼眶脂肪垫				
三头肌皮褶厚度				
下肋脂肪厚度				
总体脂肪缺乏程度				
肌肉状况　　颞部（颞肌）				
锁骨部位（胸部三角肌）肩部（三角肌）				
骨间肌肉				
肩胛部（背阔肌、斜方肌、三角肌）				
大腿（四头肌）				
小腿（腓肠肌）				
总体肌肉消耗评分				
液体状况　　踝水肿				
骶部水肿				
腹水				
总体水肿程度评分				
总分				

　　* 分别描述脂肪、肌肉及液体3个部分的人体组成。其中0 = 无缺乏；1 = 轻度缺乏，2 = 中度缺乏，3 = 重度缺乏。脂肪、肌肉及体液3部分只需要选择任何一项变化最显著的部分进行测量，取最高分值计算，同项之间不累加评分。

表2-9　PG-SGA总体评价

类别	A级营养良好	B级可疑或中度营养不良	C级重度营养不良
体重	没有体重丢失或水潴留	a. 1个月体重丢失不超过5%（或6个月丢失不超过10%） b. 体重不稳定、不增加（如持续丢失）	a. 1个月体重丢失 > 5%（或6个月丢失 > 10%） b. 体重不稳定、不增加（如持续丢失）
营养摄入	没有障碍或近期明显改善	摄入减少	摄入减少
营养相关症状	没有或近期明显改善	有影响营养的症状存在	有影响营养的症状存在
功能	没有障碍或近期明显改善	中度功能障碍或近期功能恶化	严重功能障碍或近期功能明显恶化
体格检查	没有损害或有慢性损害，但近期明显改善	有轻度到中度脂肪和（或）肌肉组织丢失和（或）肌肉张力下降	有明显的营养不良症状（机体组织严重丢失，可能有水肿）

表2-10　PG-SGA总体评价结果

定性评价

营养良好（SGA-A）；轻度-中度营养不良（SGA-B）；重度营养不良（SGA-C）

定量评价

（四项总分相加 = A + B + C + D）

0～1分：此时不需要干预措施，治疗期间保持常规随诊及评价。

2～3分：由营养师、护师或医生进行患者或患者家庭教育，并可根据患者存在的症状和实验室检查的结果，进行药物干预。

4～8分：由营养师进行干预，并可根据症状的严重程度，与医生和护师联合进行营养干预。

9分：急需进行症状改善和（或）同时进行营养干预。

　＊ 由于PG-SGA包括医务人员评估内容，且专业性较强，因此患者做好自评部分即可，剩下的请交给专业医务人员。

二、治疗期及治疗间期：充足营养打好底，不良反应远离你

肿瘤与营养不良有什么关系

相信很多人都有过这种经历：大病一场之后，整个人都消瘦了不少。对于肿瘤患者来说，这种体验更为深刻。

肿瘤患者大多会发生营养不良。

一方面，肿瘤的发生和发展会导致蛋白质、碳水化合物及脂肪的代谢异常，如肌肉量减少、胰岛素抵抗、糖耐量降低、脂肪氧化分解增加等。这让患者长期处于吃得少、吸收差、消耗大的状态，想多留住一些肌肉和脂肪实属不易。另一方面，肿瘤细胞就好比我们常说的"干饭人"——吃得多，吸收好，增殖也快，它们抢夺正常细胞本该汲取的营养，从而削弱肿瘤患者免疫力的基石，加重全身炎症反应，造成患者疲劳、体力活动受损和厌食等症状。

营养不良又会反过来影响肿瘤患者的预后。

营养物质及能量的缺乏会导致人体免疫功能下降，感染发生率增高，使得肿瘤患者对手术、放疗、化疗等抗肿瘤综合治疗的耐受性变差，更易出现放化疗相关不良反应，而治疗的不良反应又会进一步加重营养不良，形成恶性循环。严重的营养不良甚至会中断抗肿瘤治疗的进程。

> **知识卡片**
>
> 体重指数（body mass index, BMI），是国际上常用的衡量人体胖瘦程度以及是否健康的标准，其正常值在 $18.5 \sim 23.9 kg/m^2$ 之间。
>
> 其计算公式为体重（kg）/身高（m）^{2}。
>
> 比如一个身高1.62米，体重55千克的人，他的BMI就是 $55kg \div (1.62m)^2 = 20.96kg/m^2$，在标准范围内。

此外，营养不良还会使肿瘤组织缺氧，降低其对放疗的敏感性，最终导致患者预后不良，甚至病死率增加。目前，已有明确的研究证据表明，营养不良越严重，体重减轻越明显，BMI越低（小于18.5kg/m^2），患者的生存期越短。因此，合理的营养补充对肿瘤患者来说特别重要。营养支持不仅提供能量及营养素，还可调节代谢，发挥抗肿瘤的作用。

抗肿瘤治疗对机体营养代谢有什么影响

◆ 肿瘤患者营养代谢的特点

常有人疑问，为什么人越来越消瘦，肿瘤却越来越大？

其实，肿瘤患者的营养代谢有一个显著区别于普通人的特点：营养代谢更快，分解的速度超过合成的速度。简单来说，就是产生的少了，消耗的多了。

碳水化合物、蛋白质、脂肪，这三大营养素是人体的主要能量来源，正常细胞能及时汲取营养物质，使人体处于能量满满的状态，而肿瘤细胞却极其"霸道"，它们攫取人体内营养物质的能力比正常细胞强大许多，明目张胆地与正常组织及细胞争夺营养。此外，肿瘤患者的机体存在糖异生现象，会将肌肉、脂肪等多种非糖物质转化为葡萄糖或糖原，供应癌细胞的增长。

如果肿瘤细胞占领了高地，就会导致机体长期营养不足，人体会逐渐消耗储备的糖原、肌肉和脂肪，导致患者出现体重减轻，肌肉和脂肪组织明显消耗，机体蛋白质丢失明显，血浆总蛋白、白蛋白降低等。这些都是营养不良的表现。如果不进行及时干预，症状严重者会发展成为肿瘤恶病质的病理状态，典型表现就是显著消瘦、功能状态减弱、免疫系统受损和代谢功能障碍等。

◆ 抗肿瘤治疗对机体营养状况的影响

很多时候，我们会发现，有些患者刚刚确诊肿瘤的时候"像好人一样"，并没有明显的消瘦，但治疗一段时间后，反而越发瘦弱了。

其实，除了肿瘤发展的因素，抗肿瘤治疗本身也会对患者机体的营养状况造成影响。

比如在肿瘤治疗的"大杀器"手术治疗方面，很多肿瘤患者在手术前后都需要长时间禁食。也有一些患者因为术后疼痛和心理上的焦虑而不想、不愿、不敢进食。本来伤口要愈合恢复就需要更多的营养物质支持，却"张不开口"，自然会导致患者营养状况的下滑。

在放疗方面，治疗过程将不可避免地将放射视野聚集到部分口腔、咽、腮腺等与患者进食关系密切的正常组织，而放疗在杀伤肿瘤细胞的同时，也会对这些组织造成损伤，导致放射性黏膜炎、吞咽困难、疼痛、口干、口腔感染等，严重影响患者进食，使患者失去胃口，降低进食的主动性与积极性。

而在化疗方面，化疗药物通过其细胞毒性作用，优先杀伤增殖较快的细胞。我们前面说了，癌细胞分裂增殖迅速，因此首当其冲。但偏偏我们的血液细胞、造血功能相关的骨髓细胞和消化道的上皮细胞等，也属于增殖较快的细胞，所以这些健康细胞也很容易被化疗药物误伤，使患者发生恶心、呕吐、食欲减退、味觉改变、消化道黏膜损伤、厌食、腹泻等不良反应，在上游影响进食，在下游破坏消化吸收效果，加重患者的营养不良。

这就是为什么对于接受多线抗肿瘤治疗的患者来说，营养尤为可贵，"保重"着实不易。

◆ 营养支持的必要性

俗话说"大军未动，粮草先行"。如果将"大军"比作机体的免疫细胞，那么"粮草"就是营养素。

研究显示，对术前发生营养不良的患者，在大手术前给予7～14天的营养支持，有利于减少术后并发症，促进伤口愈合，缩短住院时间。因此，肿瘤患者一经诊断，就应该定期接受临床营养专业人员的营养筛查及评估，如果存在营养风险或营养不良，则要尽早接受营养治疗。

对肿瘤患者进行营养支持，能防止其自身营养状况的进一步恶化。对于肿瘤进展较缓慢的患者，营养支持能够使身体状况得到更好的恢复，减少手术、放疗或化疗等治疗措施带来的不良反应，从而获得较好的远期治疗效果；对于机体消耗严重、肿瘤已累及多个器官的患者，营养支持能够起到减缓自身消耗的作用。

合理、有效地提供营养支持，并不会增加肿瘤复发率或转移率、降低生存率，反而可以明显提高肿瘤患者术后营养和免疫状况，减少术后并发症和感染的发生，改善患者生活质量和预后，缩短患者住院时间，减少医疗支出，对大部分营养不良肿瘤患者具有积极意义。

肿瘤患者营养支持有哪些原则

肿瘤患者的营养支持可牢记以下几点原则：

◆ 胃肠功能好，肠内营养不能少

当胃肠道功能健全时，应首选肠内营养支持途径，也就是把营养直接"吃下去"。具体的形式可以包括口服和管饲。肠内营养支持的优点是使用便捷，价格低廉，直达胃肠，可促进胃肠功能恢复，促进肠道黏膜增生，保护肠黏膜屏障功能，减少肠道细菌及内毒素易位。

肠道细菌和内毒素易位，是指由于肠黏膜屏障受损，原本正常状态下生活在肠道内的微生物及其产生的毒素通过黏膜破损部位侵入肠道以外本应无菌的组织，如肠系膜淋巴结、门静脉及其他远隔器官。肠道细菌和内毒素易位可能触发患者全身炎症反应和多器官功能衰竭。

由于肿瘤患者大多伴随免疫功能下降，是腔静脉导管感染并发症的高危人群，肿瘤患者的营养支持也应优先考虑肠内营养支持的方法，在正常进餐的间隙使用口服营养液补充。如果患者不能经口进食，则可以通过鼻胃管、鼻肠管、经皮内镜下胃或空肠造口等通路进行肠内营养支持。

◆ 胃肠功能差，肠外营养价值大

如果口服营养补充或肠内营养制剂（管饲）不能满足患者的营养需要，就需要在肠内营养支持的同时补充肠外营养，也就是通过"输液"的方式，从静脉给患者输入氨基酸、维生素、脂肪乳等营养物质。如果患者因禁忌证不能给予肠内营养，如存在短肠综合征、消化道出血、放射性肠炎、肠梗阻等疾病，则全部营养都要靠输液输进去。

◆ 坚果大豆蛋白高，鱼虾蛋奶极其好

在能量供给充足的前提下，增加蛋白质摄入可以促进肿瘤患者肌肉蛋白合成，纠正负氮平衡，修复损伤组织。富含优质蛋白质的食物包括鱼、家禽、瘦红肉、蛋类、奶类、坚果、大豆及其加工制品，尽量少食用加工肉。抗氧化营养素含量丰富的食物包括深颜色的蔬菜及水果、全谷类食物等。

◆ 坚持随访重预防，认知改善收益长

认知改善是肿瘤患者强化膳食营养、获得长线收益的第一步。作为患者和家属，首先要认识到营养对肿瘤患者治疗康复的重要作用。

其次，要能够有意识地掌握和积累膳食营养科学知识，做到能学会用。毕竟，仅仅是选对正确的食物和建立对食物需求量的认识，就能使患者摄入更多的能量及营养素，从而改善患者营养状况。

最后，还要知道当遇到膳食营养相关困惑或发生营养风险时，可以从哪些渠道获得专业支持。如坚持参与医疗机构的营养随访，到营养专科门诊就医进行营养咨询等，在专业人士的帮助下制订合理的营养支持计划。

◆ 因人而异常调整，膳食护理不分家

每位患者在肿瘤治疗康复期间的身体状态、营养需求都是不断变化的，营养支持方案也需要因时制宜，动态调整，并注意符合患者的护理需求。

对于厌食患者，要注重食物多样化，少量多餐，餐间加餐，创造舒适、安静的进餐环境。对于恶心、呕吐的患者，在少食多餐的同时还要注意餐前尽量不要饮水，饭后1小时内避免平卧，并可以饭后适度散步，以预防食物反流。对于发生口腔炎的患者，可进食少渣或放凉流质食物，避免辛辣刺激的食物，同时保持口腔清洁，防止继发感染。对于存在吞咽困难的患者，应尝试软食或半流食、流食，如果进食时出现呛咳等不适，应警惕是否发生吸入性肺炎。对于腹泻的患者，应选用少渣低纤维食物，避免过于油腻，并积极纠正水、电解质紊乱。

抗肿瘤治疗期间应如何配合运动

合理、适度的运动能有效提高患者的生活质量，降低各种疾病的病死率，有利于肿瘤患者的恢复。肿瘤患者在治疗前、治疗中及治疗后进行适度的运动，可减少肌肉丢失，增强体能，减少治疗时出现的不良反应。

建议肿瘤患者每日进行快走、跳舞、打球等中等强度身体活动累计至少30分钟，避免看电视等久坐的行为。体力不好的患者可以把每日30分钟的锻炼目标分解为每次10～15分钟，每日2～3次，也能达到类似的锻炼效果。体力较差或长期卧床的患者应尽量每隔1～2小时起来活动一下，翻翻身，抬抬胳膊，有助于减少肌肉萎缩。可视自身实际情况选择自己喜欢的、合适的运动项目，在运动或锻炼期间多次中途休息。

运动的种类和形式没有一定之规，重在适合自己。因此，肿瘤患者应根据病情、年龄、性别、生活习惯、周围环境和特定文化来安排运动。运动锻炼的原则要坚持循序渐进，避免过于剧烈的身体锻炼和户外活动。对于存在某些特殊临床情况，如严重贫血、血细胞低、心脏病、骨关节病变的患者，应避免剧烈运动，并在运动前先咨询医生，进行较全面的检查，做到充分了解自己，并在医生指导下进行运动，以免发生不必要的运动损伤。

三、恢复期：营养状况常检测，营养不良早预防

肿瘤患者在接受手术、放疗、化疗等治疗后，往往需要至少一个月的时间，体力和身体状况才能慢慢恢复，在这个阶段就被称为"恢复期"。

大家都知道，"术前术后补一补"。手术后的恢复期，正是加强科学营养、促进机体恢复的关键期间。如果患者在出院时就能得到正确的营养指导，回家后通过合理饮食、口服营养补充、对症治疗等干预手段，维持或改善营养状况，就能够提升免疫力、防止营养不良发生，使恢复期更快、更平稳地度过。从长远来看，更能提高

患者的生活质量，减少肿瘤复发、转移，最终提高生存率。

恢复期肿瘤患者如何进行营养监测

恢复期是肿瘤患者康复的关键期，抓住关键才能固本制胜。

对于处于恢复期的患者，营养状况就是身体的基石。如果营养状况良好，康复也会相对顺利，如果长期营养不良，则很容易导致一些并发症，如伤口感染、伤口愈合缓慢、体重下降等，严重时还可能出现"二进官"，面临前脚刚出院，后脚又要回医院继续治疗的情况。

很多患者一去医院如临大敌，一回家就放松警惕。其实，恢复期患者大部分的时间都是在家康复，因此，对患者营养状况的监测，也在很大程度上有赖家人和患者本人的执行参与。家属朋友们应当密切关注患者的营养状况，监测患者的不适症状、饮食恢复情况及体重变化，防止患者出现营养风险或营养不良。

那么，该如何监测患者的营养状况呢？以下口诀可以帮助大家记忆：

◆ 自我监督很重要，按时记录画图表

最了解我们身体状况的人当然是本人，因此，我们应该鼓励患者进行自我监督，设置记录图表，针对自己的饮食、运动、体重、腰围、握力以及与生活质量相关的指标和感受进行记录，并注意记录有无反酸、食欲减退、上腹饱胀、恶心、呕吐、腹痛、腹泻等不适症状。通过记录图表，能够协助临床医生和营养师制订更有针对性的饮食和锻炼计划。

◆ 连续一周未改善，快找医生帮帮忙

如果患者不适症状持续的时间较长，比如一周内食欲一直低下，以往能吃一碗饭，现在半碗都吃不下，或者一周内体重减轻

1～2公斤及以上，则应该尽早找医生或临床营养师咨询，通过适宜的营养干预维持或改善营养状况。

◆ 吃的喝的样样好，定期复诊也别少

营养筛查，是为了尽早发现可能存在的营养问题，而营养评估，是为了明确患者的营养问题是什么，以及营养不良的严重程度。通过监测相关生化指标，如血常规、血浆总蛋白、白蛋白、前白蛋白、钠钾氯钙等微量营养素的数值，进行全面分析，做到早发现，早处理，以降低"事后补救"的代价。

有的患者在恢复期内吃嘛嘛香，就自认为身体倍棒，觉得营养不良离自己甚远，到医院营养门诊复诊，进行营养筛查、评估等属于"多此一举"，其实不然。胃口好不等于营养状况良好，比如有些老龄肿瘤患者，在接受胃肠道肿瘤手术后，为了"好消化"而每餐以稀粥、馒头为食，结果蛋白质摄入严重不足，伤口愈合不良发生吻合口瘘。也有些患者"滋补"的汤汤水水喝了不少，其实能量密度很低，光灌了个水饱。

他们吃得都挺好，营养没多少，恰恰需要营养筛查和评估来悬崖勒马。

恢复期肿瘤患者如何合理饮食和运动

恢复期肿瘤患者由于疾病本身、各种治疗因素、心情抑郁焦虑及疼痛等因素影响，往往出现食欲不振，营养消耗增加，长时间卧床休息等，患者普遍存在营养素摄入不足、运动不足的问题。而合理的饮食与运动能够改善患者机体营养状况，提高治疗效果。因此，"吃什么、怎么吃、如何运动"就显得尤为重要。

◆ 注重循序渐进，善用营养补充

大部分抗肿瘤治疗的不良反应会在恢复期逐渐消失，但部分不良反应（如食欲缺乏、腹胀、疼痛、味觉或嗅觉变化、吞咽困难）可能会持续一段时间，尤其是消化道肿瘤术后患者的消化功能恢复需要的时间更长。因此，在选择食物之前，首先要注意饮食的逐渐过渡。

对于放化疗后胃肠道损伤的肿瘤患者，一般先进食米汤、藕粉、蔬菜汁等清流食，2～3天后可尝试浓米汤、清淡肉汤、浓蔬果汁等流食，1～2周后可尝试半流食，如面条、面片、稠粥等。半流食同样适用于肿瘤术后恢复期患者。由于半流食含水较多，固形物较少，营养素供给较少，为了满足营养素和能量需要，大多采用少食多餐的方式进食，每隔2～3小时进食一次，每天6～8次，然后根据耐受情况逐步过渡至软食。

虽然不同肿瘤患者的情况不同，年轻患者恢复得快一些，年纪较大、平时体弱的患者恢复得慢一些，但总的过渡原则是相似的，即由少至多，由稀至稠，由单种至多种，逐渐加量。饮食要易消化，少刺激，不胀气，不能暴饮暴食，但也不必过于小心，关键是掌握好原则，切忌走极端。必要时口服营养补充剂，以保障营养需要，预防营养不良。

◆ 食谱要多样，营养需均衡

恢复期肿瘤患者的日常饮食需要在主管医生或临床营养师的指导下合理安排，别轻易听信"某某食物是发物，会导致肿瘤扩散，坚决不能吃"的说法。

每天的食物种类应该保证在12种以上，能量来源以谷类为主，优先保证蛋白质摄入，特别是鱼、虾、肉、蛋、奶等优质蛋白质食物的摄入。同时保证适量的新鲜蔬菜和水果，最好每天进食蔬菜300克以上，大致相当于每天至少吃一盘青菜；水果每天200～300克，比如每天吃一个苹果。还可以多选用一些具有辅助抗癌作用的食物，如香菇、冬菇、胡萝卜、四季豆、猕猴桃等。

当然，还有一些食物是要尽量少吃的，比如甜点心、甜饮料等富含简单糖类的食物，肥肉、油炸食品等高能量密度的食物以及火腿、香肠、腊肉、熏肉等加工类的肉食，黏食等不易消化的食物以及酸菜、腌肉等含亚硝酸盐的食物。

◆ 保持适宜的体重，适量运动

在很多人的经验中，术后或者放化疗后的肿瘤患者都应当尽量卧床休息，也就是俗称的"静养"。其实，这属于休养的误区。肿瘤患者朋友们在恢复期既不能不动，也不能过分运动。

运动可以减少肌肉分解代谢，增加合成代谢，帮助患者改善体能，减少因缺乏运动而导致肌肉萎缩的风险，使患者从肿瘤治疗中尽快恢复。在运动前，建议患者咨询包括主管医生及临床营养师在内的多学科的管理团队，防止因体力不支而造成运动损伤。大部分恢复期的肿瘤患者可以在有氧运动基础上进行个体化的抗阻训练，以保持肌力和肌肉量；如果体力较差，也可以每天散步10 ~ 15分钟，循序渐进，对改善体能、控制体重也有帮助。

出现营养相关问题时该如何调整饮食？

恢复期是肿瘤患者治疗和康复之间的过渡期，身体的很多功能还处于从疾病与治疗带来的影响中不断复苏、提升的过程，所以，很多患者朋友会经历与饮食、营养相关的不适或障碍。

对于吞咽困难的患者，尽量选择质软、细碎的食物，并以勾芡方式烹调或与肉汁、肉汤等同时进食，以增加食物的润滑度，也可以用食物搅拌机将食物打成泥状。如果因为吞咽困难无法从自然食物中获得足够的营养，可以补充特殊医学用途配方食品或者管饲喂养。

对于食欲不振的患者，首先是尝试改变进食模式，少食多餐。

其次是更换食谱，改变烹调方法，注意食物色、香、味的调配，多选择维生素含量高的新鲜蔬菜和水果。同时，餐前可以适度活动或食用少许开胃食物，如酸梅汤、果汁等，山楂、莱菔子、鸡内金、白扁豆等也有一定促进食欲的作用。保持愉快的心情和轻松的就餐环境也很重要。如果患者感觉疲劳，可以休息片刻，等到体力恢复后再进食。

对于便秘的患者，应该多喝水或新鲜果汁，每天液体摄入量大于2 000ml。同时，摄取高纤维食物，如蔬菜、水果、全谷类、坚果（如核桃、杏仁）、全麦面包等，烹饪中多用植物油，少用动物油，忌食辣椒、葱、姜等性热的调味料，可以多食用银耳汤、核桃黑芝麻糊、蜂蜜柚子茶、红薯粥等。此外，患者每日应适当运动，放松紧张的情绪，养成良好的排便习惯。

对于恶心、呕吐的患者，首先应该补充水分，如温的糖盐水或清淡、微凉的饮料，不宜急于大量进食。在进食方面少食多餐，干稀分食，在起床后及运动前吃一些较干的食物，如饼干、面包。食用偏酸味、咸味的食物，避免太甜、油腻的食物。发生严重呕吐时，可经由医生处方，服用镇吐药。平时可以饮用姜汁橘皮饮、鲜藕汁等缓解症状。

对于白细胞减少的患者，膳食营养均衡是最为重要的，日常应该多选用富含蛋白质、维生素B$_6$和维生素B$_{12}$的食物，如动物肝、肾、肉类、蛋黄、香菇等，增加有助于升白细胞的食物，如黑鱼、黄鳝、鹌鹑、牛肉、羊肉、牛骨髓、花生、奶类、蛋类。禁食辛辣刺激性食物。必要时服用升白细胞的药物。

对于贫血的患者，可以从"增加铁元素摄入"和"促进铁元素吸收"两个角度双管齐下。可以多食用动物血、畜禽肉类、大枣、核桃、枸杞、桂圆、红豆、黑芝麻、花生、小米、菠菜、油菜、豆类等食物，以保证铁、维生素B$_{12}$、叶酸、蛋白质等的来源。同时，多食用有助于铁吸收的维生素C、有机酸、动物肉类等。忌用或少用抑制铁吸收的浓茶、咖啡、钙制剂、锌制剂和高磷食品。

恢复期肿瘤患者如何进行家庭营养支持？

很多肿瘤患者和家属朋友总觉得：出院回家就能吃好睡好，殊不知，由于缺乏膳食营养知识和对不适症状的应对手段，院外患者发生营养风险的概率更高。此时，家庭营养支持是维持恢复期患者营养状况的重要措施。

家庭营养支持包括口服营养补充（ONS）、肠内营养（EN）支持治疗和肠外营养（PN）支持治疗。一般的应用原则是：当靠日常进食不能满足患者60%的目标能量需求达到3～5天时，首先应该考虑口服营养补充。当口服营养补充亦不能满足患者60%的目标能量需求达到3～5天时，选择管饲肠内营养或联合肠外营养支持。

口服营养补充，是指除了正常食物以外，补充性地经口摄入特殊医学用途配方食品或肠内营养制剂的一种营养治疗手段。它的优点是简便易行，符合生理特点。目前主要的肠内营养制剂（包括要素型、整蛋白型）和特殊医学用途配方食品（包括全营养配方食品、特定全营养配方食品和非全营养配方食品）都可以通过口服营养补充形式，为患者提供普通饮食外的能量和营养素。

肠内营养是经胃肠道为机体提供营养物质的方法，与肠外营养相比，肠内营养的应用更为广泛，营养物质直接进入消化道，可以刺激胃肠道分泌，使器官的血流稳定性得以维持，保持胃黏膜的完整性，预防细菌易位，增强机体的免疫功能，因此更为简便安全和符合生理功能。

家庭肠内营养治疗是一种简便、安全、有效的营养治疗途径，已成为家庭营养患者的主要方式，并被越来越多的患者接受。应用肠内营养时需注意输注的浓度不能过高，速度不能过快，温度不能过低，剂量不能过大。对于不能接受肠内营养支持的患者，可以在医生指导下实施肠外营养支持。

关于口服营养补充、肠内营养和肠外营养，本书的相应专题中将进行更为系统、详细的阐述。

值得关注的是，家庭营养支持是一项复杂的治疗，需要多学科团队的共同参与，因此，我们呼吁各方能够共同构建由医院、社区到家庭的合作团队，共同携手促进患者康复。如果患者存在家庭营养指导的需求，可以先向主管医生或临床营养师进行咨询。

四、康复期：饮食健康习惯好，肿瘤复发风险小

不幸患上癌症的朋友可能都问过这样一个问题："我怎么就得了肿瘤呢？"

其实，肿瘤的发生发展是一个复杂且长期的过程，正常的细胞在各种致癌因素的作用下不断地累积错误，持续的错误新旧交接，最终就会量变导致质变形成肿瘤。吸烟、长期熬夜、缺乏运动等不良生活方式都与肿瘤的发生密切相关，而饮食因素更是不容小觑。

预防肿瘤发病、降低肿瘤风险，一直是人们追求的健康目标。但有时，健康"大目标"只需要进行习惯"微改变"就能够实现，例如通过控制吸烟、饮酒、不良饮食习惯和体重超标等高危险因素，就可以有效降低肿瘤发生和复发风险。

出院后的康复期肿瘤患者，通常已经经过了手术切除、放化疗或者抗肿瘤药的有效治疗，但可能还面临器官功能修复、营养状况

恢复等问题，仍不可掉以轻心。这个期间是肿瘤患者调养身体、实现无癌生存或与癌共舞的关键时期。加强营养有利于康复，反之则易使肿瘤复发，甚至转移。

康复期调养身体遵循什么原则

针对这一问题，中国营养学会肿瘤营养工作组在2017版的《恶性肿瘤患者康复期营养管理专家共识》中提出了5条核心推荐。为了方便患者朋友记忆与理解，我们概括成以下口诀：

营养筛查知风险，营养评定划等级。

营养不足需干预，循证医学是依据。

膳食模式多样化，运动心理双管下。

能量充足精气盛，营养充沛血气足。

◆ 营养筛查及评定

恶性肿瘤康复期患者应定期进行营养筛查，判断是否存在营养风险。对于可能存在营养风险的患者，应进行营养评定，确定风险等级。评定内容一般包括患者自评的饮食状况、体重变化，以及由医生检测的代谢指标、炎症指标等。

◆ 营养干预

肿瘤康复期患者应定期接受营养师的建议，获得量身定制的营养处方。通过专业的膳食指导与有效的营养干预，可最大限度地避免或减轻营养缺乏或不足，降低疾病发生风险，达到维护和增进健康的目的。

◆ 能量及营养素供给

能量

如果把人比作一辆汽车，那么能量就相当于汽油，是动力的来源。成年人每日的能量需求一般按照每千克体重25～35千卡（kcal）来估算，例如体重50千克的患者每天需要的能量为1 250 ~ 1 750kcal。如患者因进食能力有限导致能量摄入不足，就应尽可能地选择高热量的食物。

营养素

碳水化合物、蛋白质和脂肪是人类的三大营养素。其中，碳水化合物是生命的驱动力，蛋白质是生命的基石，脂肪是生命的燃料。通常情况下，这三种营养素提供的能量在全日总能量中所占的百分比依次为50% ~ 65%、10% ~ 15%、20% ~ 35%。

若遇特殊情况，营养素摄取量和比例还需具体调整。例如，当患者对胰岛素的敏感性下降，体内血糖水平持续偏高时，就应适当减少碳水化合物的供能比例，优化糖脂比例，限制饱和脂肪酸摄入，并增加不饱和脂肪酸摄入。

营养补充剂

肿瘤患者应首选"用口吃饭"，尽可能从饮食中获取必需的营养素，不盲目地使用补充剂。但当自身无法摄入充足的营养素时，可以请求"外界支援"——营养补充剂，但最好也是自主"喝进去"或"吃进去"。

如果肿瘤患者因进食困难等原因，口服营养补充1周仍不能达到目标能量的60%，那么可再依次选择"用管子吃饭"和"用静脉吃饭"，即通过鼻腔管输入或静脉注射的方式，获取必要的营养补充。

◆ 膳食模式

肿瘤完全缓解的患者，食物应多样化：多吃新鲜蔬果和全谷物食品；适量吃鱼、禽、蛋、乳和豆类；少吃红肉、加工肉类。如果出现一吃就饱或食量减少的情况，建议少吃多餐，用餐时少喝水，餐间多喝水。

◆ 运动及心理治疗

肿瘤康复期的患者可在专业人士指导下制订合理的运动计划，且要注意循序渐进，保证安全；遇到心理问题时，多与家人、朋友或医生交流自己的感受，以获得社会支持，必要时及时向心理咨询师、临床心理学医生等专业人士求助。

康复期肿瘤患者如何吃得营养又健康？

肿瘤患者在膳食营养方面，应努力坚持"三多二少一限制"。患者朋友们同样可按口诀记忆：

食物每日十二样，杂粮五谷都要尝。

优质蛋白不能少，瓜果蔬菜搭配全。

科学烹调要提倡，腌熏烘烤需抵抗。

酒精饮品不要碰，膳食少添精制糖。

◆ 多吃粗杂粮和全谷物食品

康复期肿瘤患者每天至少摄入12种以上的食物，才能保证丰富的营养素来源。主食摄入量要保证300～400克，在考虑胃肠吸收能力的前提下，应以谷物为主，粗细搭配。谷物尽量选择保留谷皮、未经过深加工的全谷物（如燕麦、大麦和小麦全谷），因为其含有的谷物成分比较完整，有更丰富的膳食纤维、蛋白质和维生素等。

此外，粗粮搭配精细白米面的混合膳食，比单一膳食要更有助于控制体重、调节胃肠道、增加免疫力等。

◆ 多吃优质蛋白质

优质蛋白质是指食物中易消化、吸收的蛋白质，分为动物蛋白和植物蛋白。鱼肉、鸡肉、鸭肉等白肉都属于优质动物蛋白。以鱼肉为例，它含有丰富的多不饱和脂肪酸、维生素和矿物质，具有调节血脂、防治动脉粥样硬化、辅助抗肿瘤等作用。每周推荐食用白肉2～4次，每次50～100克。对于胃肠道损伤的患者，可烹制软烂细碎的动物性食品来补充优质蛋白质。

而豆制品，如豆腐、豆皮、豆干等，则属于优质植物蛋白。肿瘤康复期患者每日可适量食用干豆腐30～50克或豆腐200克。但是不主张全素食，荤素搭配才是健康的饮食结构。

◆ 多吃蔬菜、水果

蔬菜、水果不仅含有大量维生素、矿物质，同时富含有益的植物化学成分。大量科学研究显示，摄入丰富的蔬菜、水果可以降低肿瘤患者心血管疾病风险及死亡率。

因此，推荐多吃新鲜的蔬菜和水果，每天食用500克以上的蔬菜、300克以上的水果。蔬菜可选择白菜类、甘蓝类、芥菜类、萝卜类，以及蘑菇、香菇等菌类，水果可选择苹果、梨、猕猴桃、橙子、无花果等。

◆ 少吃精制糖

精制糖是指经过一系列化学加工后的纯度极高的食用糖产品，包括白糖、红糖等。它们普遍存在于我们喜爱的甜点、饮料和糖果中。过多食用含有精制糖的食物容易引起肥胖、高血压、糖尿病等疾病。而且，精制糖在人体中会被分解为供能物质葡萄糖，而肿瘤细胞则对葡萄糖情有独钟，所以，过多摄取精制糖相当于间接为肿瘤细胞的野蛮增殖"添一把火"。

但是，也并非所有的糖都不能摄入。存在于蔬果、谷物中的天然糖就含有丰富的矿物质、纤维和其他营养物质。

因此，对于康复期的肿瘤患者，建议减少精制糖的摄入，喜食甜口者可以适当进食甜味蔬果和甘薯等。

◆ 少吃腌制、烟熏、烘烤类食物

腌制、烟熏、烘烤类的食物往往以其独特的风味令人欲罢不能，但这些食物中普遍含有致癌性很强的化学物质，长期大量食用这类加工食品可能会造成健康风险。

《中国居民膳食指南》中指出，摄入过多烟熏食品可增加胃癌、食管癌、乳腺癌的发病风险。咸鱼、咸蛋、腌菜这类食品在腌制过程中极易产生大量的亚硝酸盐、亚硝胺等化合物，具有潜在的致癌性。像熏肉、熏鱼、熏豆腐干这类食品，含有一种叫苯并芘的化学物质，别看名字短小，伤害性却极大，属于世界卫生组织公认的一类致癌物，是诱发多种癌症的元凶。而烘烤类的食物在高温处理的过程中可产生一种称为杂环胺的物质，也是食物中的一种有害物质。因此，建议肿瘤患者在康复期少吃或不吃这类加工食品。

◆ 限制酒精的摄入

流行病学研究表明，饮酒可增加原发性肝癌、结直肠癌、乳腺癌的风险，而酒精直接接触的部位，如口腔、咽喉和食管，患癌的可能性更高。如果饮酒合并吸烟，则癌症风险还会进一步增加。

长期过量饮酒还会引起血脂代谢紊乱，增加心血管疾病的风险。大量研究已经表明，酒精摄入的安全剂量是零。也就是说，哪怕一小杯的酒精摄入都是有害无益的。

◆ 提倡科学烹调

烹调方式对食物中的成分影响很大，首选微波炉及气蒸的方法烹调，不推荐水煮和煎烤。因为水煮方式会导致维生素C、B族维生素等水溶性营养物质溶解在水中流失，高温煎烤会产生大量有害或致癌化学物质。

烹调用油的选择也是十分讲究的，应优选花生油、豆油、橄榄油等含不饱和脂肪酸多的有益植物油，而禁用或少用猪油、黄油、棕榈油等含饱和脂肪酸较多的动植物油，以此来降低高血压、高脂血症等心血管疾病的风险。

同时还需提醒患者朋友们，像葵花油、菜籽油、红花油这些燃点低的油脂，成分健康是不假，但更适宜用来凉拌，以防烹调时温度过高产生致癌物质。

康复期肿瘤患者如何适当运动

康复期肿瘤患者应通过饮食和运动双向调控，保持适宜的体重，避免过胖或过瘦。

肿瘤患者的运动应结合自身情况来选择，运动频率一般保证每周不少于5次，运动时间每次不少于30分钟，运动方式可选择中等强度的有氧运动，如快走、慢跑、打太极拳等，还可配合一些能够锻炼肌肉的阻抗运动，如蹲跳、仰卧起坐、俯卧撑等。

肿瘤患者运动应量力而行，以免受伤。在心率方面，运动时应控制在心搏次数95～120次/分，即比安静状态下的心率稍高一些即可。在呼吸方面，运动中的最佳状态应是，较日常加深加长，节奏稍快但不紊乱，没有出现上气不接下气的现象。锻炼后，如果感到疲劳却不倦怠，精神也很畅快，那就说明进行的运动是适宜的。

五、进展期：治疗不忘保营养，生活质量更理想

大家知道，肿瘤是一种慢性消耗性疾病。随着时间的推移，肿瘤不断地增大，就会逐渐转移、侵袭远端组织。此时，肿瘤就进入了"进展期"。

这一阶段，肿瘤患者表现出的局部和全身症状也越发明显。最

常见的局部症状有疼痛、出血、消化道不适等，全身症状则包括消瘦、疲乏和免疫功能低下等。

进展期的恶性肿瘤就像一个"强盗"，会肆无忌惮地掠夺人体摄入的营养，也会产生毒性物质，影响患者的食欲。而且，肿瘤引发的各种症状，常常导致患者不能正常进食。这些因素的"协同攻击"使得50%以上肿瘤患者都会出现体重的明显下降。

因此，当肿瘤处于进展期，病情持续恶化的时候，患者更需要重视营养支持与干预，尽最大努力维持或改善自身的营养状况，以提高生活质量。

进展期肿瘤患者如何判断自身营养水平

很多肿瘤患者想到要判断自己的营养状况，第一反应都是觉得只要"跟着感觉走"，看看自己吃得好不好、身材有没有消瘦就可以。毕竟，"营养状况怎么样，我自己还能不知道吗"？

但其实，营养筛查与评估是有着一整套科学方法的，光靠患者自己的肉眼和体感，远远不能反映真实的营养状况。

营养筛查与评估，是开展营养支持的基础，也是非常重要的第一步。其中，营养筛查主要确定患者是否存在营养风险或营养不良，而营养评定主要是为了对需要营养支持的患者制定个体化的营养处方。

营养筛查及评定一般包括饮食调查、身体测量、生化指标检查、肌肉功能测试等方面，应该在整个肿瘤治疗过程中多次进行。目前，临床上推荐使用营养风险筛查2002（NRS-2002）、主观整体评估（SGA）、患者主观整体评估（PG-SGA）等作为肿瘤患者的营养筛查工具。

进展期肿瘤患者如何选择营养支持方式

肿瘤患者的营养支持包括日常的自主饮食及专业的营养治疗两个部分，患者朋友们应该根据自身实际情况选择适宜的营养支持方式。

◆ 自主饮食。如果患者没有营养风险，也没有明显的不良反应，就建议通过自主饮食的方式获取足够的营养，可以理解为"首选用口吃饭"。在这种情况下，肿瘤患者可以吃些营养丰富的普通饮食或半流质饮食，只要"一天吃好三顿饭"，一般就不必进行额外的营养治疗。

◆ 口服营养补充

如果患者因进食能力有限导致营养摄入不足，就要尽可能地选择进食能量密度更高的食物。如果仍然不能满足营养需要，那么可以选择口服营养补充，把营养直接"喝进去"。

◆ 肠内营养

当日常膳食及口服营养补充都不能满足患者营养需要时，"用管子吃饭"——经管给予肠内营养，就变得至关重要。经管输入营养的途径分为两大类：一是鼻饲法，也就是通过患者的鼻孔无创地插入营养管，并将营养管的末端放置到胃或肠道中。二是在内镜帮助下，经皮肤穿刺将营养管有创地置入患者的胃或空肠中，也就是经皮内镜下胃造口术或经皮内镜下空肠造口术。或者是在外科手术下的胃或空肠造口植入营养管，即经手术行胃或空肠造口术。

"用管子吃饭"的途径这么多，患者朋友们又该如何选择呢？它们确实各有利弊，适用的情况也并不相同（表2-11）

表2-11 肠内营养途径对比

肠内营养途径	优点	缺点	适用情形
鼻饲法	无创，简便，安全，经济	鼻咽部刺激、溃疡形成、出血、导管脱出或堵塞、吸入性肺炎等并发症	短期喂养患者（短于4周）
经皮内镜下胃/空腔造口术	较鼻饲管耐用，放置时间长；较手术造口创伤小，恢复快，并发症少	造口处皮肤护理不当时易感染	胃肠道功能正常，需长期喂养患者（超过4周）
经手术胃/空肠造口术	满足部分特定患者营养需求	全身麻醉下进行开腹手术，术后3～5天才能进行肠内营养	鼻饲法、经皮内镜下胃/空腔造口术无法安置的患者

◆ 肠外营养

如果患者存在胃肠道功能障碍，或者"用管子吃饭"的肠内营养不能满足患者需要，也可以选择"用静脉吃饭"，即通过静脉注射的方式进行肠外营养补充。

维持和改善健康状况应遵循什么原则

对于进展期的肿瘤患者朋友，维持和改善健康状况应该掌握以下三个基本原则：

一是少食多餐，定时定量。每天分5～6餐进食，保证能量供给，做到饮食均衡。

二是环境愉快，从容进食。在赏心悦目的就餐环境中，与令人身心愉悦的亲友一道，用充足的时间享用食物，尽可能提高食欲并享受进食过程。

三是坚持运动，劳逸结合。频次和强度适当的有氧、抗阻和拉伸运动有助于提高患者的免疫力，缓解焦虑情绪，也有助于增强患者的食欲和消化功能。

此外，肿瘤患者能量消耗大，加之身体比较虚弱、营养摄入不足，其热量的供应要比健康人群更多一些。在"饭量"无法显著增长的前提下，也有一些小妙招可以让患者摄入更多的热量：

◆ 将蜂蜜、麦乳精、巧克力、花生酱等高热量食品涂抹在面包、馒头和饼干上，或加入饮料、牛奶和粥中。

◆ 正餐或平时可适当吃些果仁和甜品，如花生、瓜子、核桃，以及果干、糖果、冰淇淋等。

◆ 选用动物油脂（如猪油等）、黄油、奶油等作为烹调用油或将它们直接涂抹在食物中。

营养相关的不适症状应如何处理

肿瘤本身及抗肿瘤治疗都可能会给肿瘤患者的饮食带来诸多问题，对于常见的营养相关不适症状，我们也总结了一些应对方法，可供大家参考。

如果肿瘤患者发生厌食，可以尝试在烹调食物时改进食物加工的方法，根据患者自身喜好，多调换口味花样。可适当补充些高能量、高蛋白质的口服营养补充。如症状严重，可以遵医嘱服用食欲刺激的药物。

如果患者发生恶心、呕吐，则可以选择没有气味且易消化的食物。往往干、咸、清淡和低脂的食物更容易被接受。避免热和辣的食物和饮料，避免热冷混合的食物，避免进餐时摄入液体，也要避免空腹、餐前运动和进食后马上躺倒。此外，由于呕吐会造成体液流失，应当饮用足够的水分，保持水分及电解质的平衡，必要时使用镇吐药。

如果患者发生味觉和嗅觉的改变，可以在烹饪中适当增加糖、醋或柠檬作为佐料，并避免食用芥菜等苦味较强的食物。这是因为肿瘤通常会降低味蕾对甜、酸味觉的敏感性，增加对苦味的敏感性。同时，可以选用患者能接受的味道浓郁的食材进行烹饪，如香菇、洋葱等。为增加患者对肉类的接受性，需要在"去腥"上多花心思，在烹调时可先用少许酒或姜汁浸泡，或将肉类混入其他食物中掩盖腥膻味道。

如果患者有早饱感，则饮食应营养丰富，尽量选择高能量、高蛋白饮食，但避免高脂食物加重饱腹感。也要避免高纤维、低热量的食物，虽然"占肚子"，却提供不了多少热量。食物按小份额提供，以方便患者随时食用。同时，避免饮用产气胀肚的碳酸饮料。

如果患者发生腹胀，应该在饮食中减少容易导致胃肠胀气的食物，如卷心菜、白菜、黄瓜、番薯等，同时少喝牛奶、啤酒及含碳酸盐的饮料。这些食物都容易在消化过程中产生气体，从而加剧腹胀的症状。正餐中也不要喝太多的液体，确实需要饮用的，最好在餐前30～60分钟前饮用。

如果患者发生腹泻，应增加液体的摄入，补偿营养的丢失。食用富含可溶性膳食纤维的食物，如苹果、香蕉等，避免食用含不可溶性纤维的食物，如未成熟的蔬菜和水果、绿豆、咖哩，以及含酒精的饮料、牛奶、冰冻饮料等。避免食用过分油炸、含香料浓度过高的食物，可选择使用益生元和/或益生菌，必要时借助药物进行治疗。

如果患者发生便秘，多是由于液体摄入少、低纤维膳食、缺少运动或使用某些药物所致。便秘的预防胜于治疗，患者朋友们要尽量保证每天摄入25～35克的膳食纤维，多吃些未去麸的粗粮或全谷类食物、新鲜的蔬果、番薯、燕麦等。每天喝8～10杯的液体，可选择水、无咖啡因的茶、果汁等。对于营养状况较差的患者朋友，还要考虑便秘是不是饮食量不足导致的。必要时，使用药物来缓解症状。

如患者发生吞咽困难，应选择更加细嫩且易吞咽的食物，还可尝试将食物充分切碎并在进食时适当饮水。这些方法不但有助于吞咽，还能预防咀嚼疲劳。如果吞咽流质食物也困难，可用黏稠剂或乳脂（从动物的乳汁中分离出的脂肪）改变流质的稠度。此外，进食时适宜的坐姿可以帮助患者朋友更顺利地吞咽，以避免食物积累在口腔。如果吞咽困难的症状严重，可选择高能量、高蛋白质的肠内营养制剂进行口服营养补充。

如果患者发生胃食管反流，平时饮食应注意细嚼慢咽，可选择高蛋白质低脂肪食物，避免咖啡因、巧克力、酒精、薄荷和烟熏的刺激。此外，进食时正确的坐姿有利于症状的缓解，必要时使用药物治疗。

如果患者食管癌术后发生倾倒综合征，应注意少食多餐，将干湿食物交替食用，同时限制摄入可能快速升高血糖的精制碳水化合物。恢复正常饮食量不应过急，而是缓慢增加每次的进食量。

如果患者发生胃潴留，那么除了少食多餐、干湿食物交替食用和保持正确坐姿进食外，还要限制高脂肪食物的摄入，必要时使用刺激胃蠕动和排空的药物。

如果患者发生食管炎或口腔炎，要严格避免吸烟和饮酒。进食软食，以果汁取代水果，尽量减小对口腔黏膜的刺激。

进展期肿瘤患者每天需要多少营养

◆ 能量

肿瘤患者的能量需求应具体情况具体分析。一般来说，对于卧床患者，按照每天每千克体重20kcal热量估算。而如果是能下床活动的患者，每天可能需要的能量在30kcal。然后，再根据患者的体重、年龄、身体状况等调整为适合自己的能量值。

◆ 蛋白质

肿瘤患者一定要重视蛋白质的摄入，在膳食中，可以按照每天每公斤体重摄入1 ~ 1.2克蛋白质。对于营养消耗严重的患者，每天每公斤体重的蛋白质需求应达到1.2 ~ 2克。举例来说，一位体重100斤（50千克）的患者，通常每天需要摄入50 ~ 60克蛋白质。如果存在严重的营养不良，则每天需要摄入60 ~ 100克蛋白质。

◆ 脂肪

来自脂肪的能量应占到肿瘤患者每日总能量的35% ~ 50%。其中，动物性食物中的鱼，植物性食物中的菜籽、核桃仁、花生等，都含有较多的不饱和脂肪酸，是人体必需脂肪酸的良好来源。因此，推荐患者们适当增加这些富含不饱和脂肪酸的食物的摄入。

◆ 碳水化合物

适量的碳水化合物可以改善营养状况，来自碳水化合物的能量宜占到总能量的35% ~ 50%。膳食中碳水化合物主要来源是谷类和根茎类食品，如各种粮食和薯类。

◆ 水

肿瘤患者应保证从饮水和食物中获取充足的水分，建议每天每公斤体重喝水30 ~ 40ml，同时使每日尿量维持在1 000 ~ 2 000ml。但如果患者有心、肺、肾等器官功能障碍，应注意防止液体摄入过多，以免增加器官负担。

◆ 矿物质及维生素

肿瘤患者应均衡饮食，以获得充足矿物质及维生素。在没有缺乏的情况下，这类营养素的摄入量参考同龄、同性别健康人就可以，并不需要额外补充。

六、终末期：营养支持有意义，舒适和缓是原则

生命的长度究竟有多少？这是令每个肿瘤患者与家属心中沉重却无法回答的问题。

从确诊的那一天起，生命似乎已经开始了倒计时，一朝一夕都弥足珍贵却又煎熬人心。

在生命接近终点的时候，很多肿瘤患者和家人会一次次问到那个问题：生命的意义究竟是什么？治疗的意义又是什么？在结局已经不可逆转的当下，家人的努力和患者的执着，是否还有真正的价值？

关于存在的哲学，并不是本篇所要探讨的话题。然而在种种令人困惑的迷思之中，有一点是可以明确的：

即使在肿瘤患者的终末期，营养支持仍然在某种程度上具有意义。一餐一饭仍是生命的基石和情感的纽带。而让营养站好最后这班岗，需要患者、患者的亲人和医疗团队之间的通力配合。

什么是肿瘤的终末期

肿瘤终末期，是指肿瘤进展到已经失去常规抗肿瘤治疗（包括手术、放疗、化疗和分子靶向药物治疗等）指征的阶段。一般来说，终末期肿瘤患者的预计生存期不足 2 ~ 3 个月。

这一阶段的患者往往身体极度虚弱和消瘦，出现恶病质，卧床不起，生活完全无法自理，食物和液体摄入量减少，无法主动进食，出现难以控制的疲乏、疼痛等症状，甚至无法吞咽药物，终日昏睡，不知时间与地点，很难集中精神，几乎不能配合治疗或护理。

不难看出，肿瘤终末期，也意味着被诊断为"绝症"的患者真正进入了生命的倒计时。

终末期患者的营养支持和水化治疗符合伦理吗

不少人会问：在肿瘤患者即将灯枯油尽的时刻，再人工地"给饭给水"还有意义吗？

从医学的角度来说，是有一定的意义的。

在现代医学的视角下，通过胃肠置管或静脉途径补充营养的人工营养支持，和通过静脉途径补充水或电解质溶液的水化治疗，都属于医疗行为。

但是，对于终末期患者的营养治疗，不仅是一个医学决策，还更多地涉及伦理、患者及家属意愿的问题。

当从伦理的角度看待营养支持的选择时，吉隆在1994年提出的伦理原则模型可以为我们提供一个分析的框架。根据这个模型，医疗行为应该同时满足尊重（自主）原则、不伤害原则、有利（行善）原则和公正原则。

比如，医疗活动应当尊重患者安排自己身体和健康的意愿与自主选择权，如果患者明确表示放弃营养治疗，那么家属和医疗团队也应当充分尊重患者的选择。再比如，如果不清楚患者是否会从营养支持中受益，那么可能需要对患者开展一项有时限的试验，并加以明确记录，以评估患者接受营养支持的效果。如果营养支持可能使患者面临液体过多、感染或器官功能紊乱等风险，则需要停止对患者进行营养支持，以确保医疗行为对于患者都是有利的，不会带来额外的伤害。

对终末期肿瘤患者进行营养支持的主要目的是通过维持或改善患者的营养状况，延缓恶病质进展，减轻患者的痛苦，并改善患者生活的质量。这一阶段营养支持的原则"既不是延长生命，但也不加速死亡"。然而，由于没有统一而明确的标准来确定死亡阶段的开始，终末期患者的营养干预应该以个性化的方案进行，并由多学科团队定期评估患者是否符合营养治疗的适应证。医疗团队和患者的家属可以通过口服途径为患者提供食物和液体，除非患者积极抵制，否则应始终提供。

尊重（自主）原则在其中的体现是，患者有权拒绝食物和液体。但是，医务人员必须帮助患者解决其背后可能存在的任何生理或心理上的障碍。吃喝的欲望在生命的尽头逐渐减弱，这是人之常情，但医务人员和家属仍然应该给患者提供必要的食物和液体，拒绝这些食物和液体的决定权应当始终在患者手中，而不是医务人员。

不过现实中，被认定为终末期的患者，本身可能已经失去了表达主观意愿的能力。而营养被视为生命之源，家属往往怀抱着对家人强烈的情感依恋和付出的意愿，不遗余力地希望让患者"吃得好一点"。这便使得决策"是否该对终末期患者进行营养治疗"变得更加困难了。

终末期患者的营养支持和水化治疗能带来医学获益吗

导致终末期肿瘤患者体重下降的原因主要有两个：摄入不足和消耗增加。随着病程的进展和治疗手段的匮乏，厌食、吞咽困难、虚弱和精神错乱等症状往往会持续恶化，即使能量供给充足，机体也还是处于分解代谢状态，体重和机体功能都持续损耗，并直接或间接导致患者的生活质量下降。

◆ 终末期患者的营养支持

在这个时期，临床医生必须认识到，患者已经到了生命的最后阶段，即使给予积极的干预措施，许多症状和急性并发症也是难以逆转的。就算是患者尚处于肿瘤恶病质的早期阶段，体重通常也需要数周才能改善。

因此，生存时间以天计算的肿瘤终末期患者不太可能从营养支持或预防恶病质的干预措施中获益。实际上，目前针对"姑息治疗人工营养能否改善肿瘤患者预期寿命"的随机对照试验，大多都是以月为单位，而不是以天为单位的。目前，并没有足够的证据证明，对肿瘤终末期患者进行人工营养可以提高患者的生存率或生活质量。

而且，我们前面说了，医疗活动应该符合"不伤害原则"，也就是说，整体上对患者而言"利大于弊"。但管饲的肠内营养和肠外营养都属于侵入性医疗干预措施，对于终末期患者来说，可以导致严重的并发症。与肠内喂养相关的不良事件包括插入部位的疼痛和出血、管阻塞、腹泻、便秘、误吸、电解质缺乏、高血糖、再喂养综合征和管饲综合征。肠外营养则可能导致败血症、低血糖、高血糖、肝功能不全、电解质异常、容量超载和胆囊炎。除此之外，患者还需要负担营养管路常规监测和随访的费用。

因此，欧洲肠外与肠内营养学会（ESPEN）指南建议，不宜向即将死亡的无法治愈的恶性肿瘤患者提供人工营养。只有在晚期恶性肿瘤患者的预期寿命不少于2～3个月，营养支持有望稳定或改善患者的生活质量，患者主观上希望采用这种营养支持模式，客观上口服营养补充也不足时，才考虑使用人工营养。

◆ 终末期患者的水化治疗

与通常在生命最后几天不建议使用人工营养不同，"是否给终末期肿瘤患者补充水分"一直是一个热议的话题。

很多肿瘤患者听说"水化治疗"这个概念，是在注射造影剂后或使用某些药物化疗的过程中。为了减少药剂对肾功能的损害，会给患者补充大量的液体，加速药物的排泄。而对于终末期肿瘤患者来说，由于其往往已经丧失了经口自主进食进水的能力，就需要经过肠内、皮下、静脉或直肠途径给予液体，人工地帮助患者摄取水分。

有些人认为，补充水分是一项基本人权，可以缓解口渴和其他症状，并在不显著延长死亡过程的情况下减少并发症。

另一些人则认为补水可能增加水肿、腹水和胸腔积液等并发症的风险，也可能会增加患者排尿的负担，但不会改善生活质量。因此，"如果患者不抱怨口渴，是不需要补水的"。甚至有一些医疗专业人士认为，脱水可以有助于缓解终末期患者的痛苦。

但是，关于人工补水究竟能不能给患者带来获益，其实是有争议的，暂时还没有研究提供确凿的证据来支持和指导它的使用。

终末期患者如何进行营养支持及水化治疗

通常情况下，患者和家属朋友们都认为，人工营养和水化治疗是有益的，而医务人员则更担心它们的不良反应。

正如美国著名的消化专家 Koretz 医生所说：患者和家属经常担心因无法进食而"饿死"，并且分不清"在营养不良的状态下死亡和直接死亡之间的区别"。因此，就格外需要由医生、护士、心理学家、言语病理学家、物理/职业治疗师和营养师组成跨学科团队，在患者最后的日子里，为他们和家人提供适当的教育、温和的安慰、情感的支持和营养的指导。

◆ 预计生存期 1 ~ 3 个月的患者

对于生命体征平稳但存在自主进食障碍的患者，在其愿意的情况下，应该给予营养支持。其中胃肠道功能尚存的患者以肠内营养为主，胃肠道功能丧失的患者可以选择肠外营养。但一旦肠道功能恢复，或肠内营养治疗能够满足患者能量及营养素的需要，就应该停止肠外营养治疗。

无论肠内或肠外营养治疗，都需要监测患者的出入液量、血电解质水平，关注有没有水肿或脱水的症状和体征，并及时调整补充剂量，根据病情选择肠内或肠外的补充途径。对于血流动力学不稳定的患者，禁用肠内、外营养，对于终末期肝肾功能衰竭和严重胆汁淤积的患者，禁用肠外营养。

终末期肿瘤患者营养治疗的目的是维持体重，而不是增加体重，供应的能量过高可能增加器官负荷。因此，可以考虑限制能量供给，低热量摄入可能有利于减少感染性并发症和费用支出。糖皮质激素和醋酸甲地孕酮对于增加食欲有确切的疗效，可以在医生指导下酌情使用，以改善食欲及提高生活质量，也可以考虑使用大剂量维生素B_1、高纯度鱼油和胃肠动力药等。

◆ 临终患者

面对临终患者，家属朋友们应该就预后和护理目标与主管医生进行坦诚的讨论。对临终患者的治疗和护理主要是为了缓解饥饿和口渴，因此，可以反复提供少量的液体，来缓解口腔干燥和口渴。

在有些很罕见的情况下，临终患者的谵妄可能与脱水相关，此时可以考虑少量的补液治疗。如果需要，也可以让患者尝试在能够耐受的前提下，口服少量的食物或饮料，目的是最大限度地提高患者的舒适度，与此同时，需要防范并发症发生（如误吸）。

一项小型的随机对照试验发现，有些患者甚至在生命的最后几天也能口服营养补充。所以，如果符合患者的护理目标，可以采取积极的措施来治疗任何潜在的与营养相关的症状或并发症。例如，加强疼痛控制，并定期提供口腔护理，使之不成为患者进食进水的障碍。有时候，患者不愿进食进水也可能是受到自己或家人消极情绪的影响，在这种情况下，家属可以尝试向专业的心理医生或咨询师寻求支持。

但是，对于即将离去的患者，不建议使用通过置管方式经肠道或静脉提供的人工营养，因为它可能影响患者生活质量，延长患者的痛苦。但口服营养补充可一直持续到临终阶段。

另外，虽然也没有确切的证据支持人工补水对终末期患者有任何好处，但毕竟补水的安全性比较好，可能带来的不良反应通常也是有限的。因此，在与医疗专业人士仔细讨论过护理的风险、益处和目标后，可以考虑对患者进行水化治疗。

总之，在生命的最后几天或几周，肿瘤患者常常会经历进行性的功能衰退和症状加重。厌食、吞咽困难和谵妄等都可能使患者失去自主进食进水的能力。而这一阶段患者的营养保健，应该以尊重患者自主性和提高患者生活质量为原则，在不引起疼痛和其他并发症的情况下，以缓解症状、增强患者的舒适感为目标，从而使患者的生活质量得到改善。家属朋友们可以在尊重患者意愿的前提下，申请由包括临床医师、营养师、疼痛科医师在内的多学科团队进行讨论，共同确定患者的营养支持方案。

第三章

因人而异：不同治疗方式下的肿瘤患者如何进行营养支持

一、手术治疗的患者如何进行营养支持

手术是抗肿瘤治疗的常用方法之一，也被一些患者戏称为"割肉自救、刀刀见血"的"大杀器"。手术通常用于切除肿瘤细胞和附近组织，有时也和放疗、化疗组合使用。

> **知识卡片**
>
> 分期，是指根据恶性肿瘤侵犯的范围和程度，对其严重程度和受累范围进行评估描述。比如胃癌的患者，当肿瘤只局限在胃里或最多侵犯到胃黏膜下层，但没有淋巴结等其他部位转移时，就属于"早期"或Ⅰ期肿瘤；但如果肿瘤已经侵犯到胃的最外一层，或者已经把周围的组织侵犯，还发生了淋巴结转移，就可能已经是"晚期"或Ⅳ期的肿瘤了。肿瘤的分期不同，治疗方法就不同。

手术治疗有哪些分类

◆ 根治性手术

"根治性手术"，就是把肿瘤及其转移的淋巴结一起整块切除的手术方法。施行这种手术的条件有二：一是要求患者分期较早。根

治性手术适合肿瘤局限于原发部位及区域淋巴结，还没有发生远处转移的患者。比如肺癌患者只发生纵隔淋巴结的转移时，通常可以进行根治性手术，把转移的淋巴结一起清扫掉。但如果肿瘤已经一路转移到脑部，就丧失了进行根治性手术的条件和意义。二是要看肿瘤的具体位置。比如大肠癌，可以允许范围较大的组织切除，而很少影响患者以后的生活质量，但脑肿瘤手术的切除范围就非常有限，一旦切除范围过大就会造成严重后果，影响患者的智力、行动能力等，导致生活质量严重下降。

◆ 减瘤手术

很多患者经常听到"减瘤手术"这个名词，但是不知道具体是什么意思。其实很容易理解：当肿瘤生长到一定阶段时，会出现广泛的种植转移，此时已经无法切除全部肿瘤。但由于肿瘤体积较大，会对周围器官造成明显的压迫症状。而通过减瘤手术切除部分肿瘤，就可以缓解压迫。

比如晚期卵巢癌，可能因为肿瘤体积巨大，压迫腹盆腔肠管导致梗阻。这时，切除卵巢就能缓解肠梗阻的症状。对于个别患者，减瘤手术还可以提高机体免疫功能，并有利于放化疗等其他治疗效果的发挥。

但是，减瘤手术并不是每位患者都适合。比如原发性肺癌已发生骨转移时，要是肺癌病灶比较大，周围有组织粘连或者有大量的胸腔积液，手术的创伤和危险就会很大，并且术后生活质量不升反降，这样的手术就得不偿失了。

◆ 修复性手术

众所周知，手术不仅会"留瘢痕"，还可能破坏患者正常的生理结构，严重有损形体美。随着医学的发展和患者对生活质量的追求，很多补救性手术也应需而生，如乳腺癌切除术后乳房重建、头面部肿瘤切除后自体组织修复、直肠癌切除的原位肛门重建术等。这些就是修复性手术。从肿瘤治疗的角度上看，此类手术主要起到"锦上添花"的作用。因此，修复性手术对效果的要求较高，应严格把握适宜的疾病和人群。

◆ 预防性手术

临床上某些手术还应用于肿瘤的预防。如有些先天性或后天性病变，在发展到一定程度时可能癌变，要是能及时做手术治疗，就有可能预防癌症的发生。

常见的如家族性结肠息肉病，这种病绝大多数和遗传有关，在肠镜下可以看见患者全结肠与直肠均有多个息肉，从百余个到数千个不等，常在青春期或青年期发病，有较高的癌变倾向：在息肉发生的前5年内癌变率为12%，在15 ~ 20年之间则高于50%，癌变的平均年龄仅为40岁。在这种情况下，就需要行手术治疗切除部分肠管甚至全部大肠，以预防癌变的发生。再如好莱坞影星安吉丽娜·朱莉因为携带了遗传性乳腺癌基因（BRCA）而未雨绸缪地切掉了卵巢和乳房，也属于预防性手术。

知识卡片　定性诊断，是指对手术切下的肿瘤，经病理科医生染色后，在显微镜下观察形态来判断是不是癌、是哪种类型的癌。每一个部位的肿瘤都有很多种病理类型，明确了病理类型才能有针对性地制订治疗方案。

◆ 姑息性手术

有些肿瘤虽已错过了手术切除的时机，或手术切除的意义不大，但出现了严重威胁生命的并发症，如晚期胃肠道肿瘤大出血、梗阻等，此时，也可以通过手术的方法解除这些并发症，以减轻患者的痛苦，提高生活质量并延长生命。

◆ 诊断性或分期性手术

临床上，医生通过X线、B超、CT、磁共振成像（MRI）、内镜、穿刺细胞学等检查，对大部分肿瘤都能做出较准确的诊断，但仍有一小部分肿瘤在手术前难以确诊或难以准确分期，需要通过手术探查取出部分或全部肿瘤进行病理检查，如乳腺肿块的定性诊断或腹腔恶性淋巴瘤的分期性诊断。这类带有诊断目的或分期目的而施行的手术，就称为诊断性或分期性手术。

手术治疗会对饮食营养产生什么影响

手术对患者营养状况的影响因手术部位和手术方式不同而不同。

头、面、颈部的恶性肿瘤被切除后，会干扰咀嚼及吞咽，进行鼻饲会引起患者的不适。

消化系统的恶性肿瘤被切除后，则往往造成患者不能正常进食，也会影响消化吸收的功能。比如食管恶性肿瘤切除后，患者在一段时间内不能经口进食，需要进行胃造口管饲，同时由于两侧迷走神经被切除，胆汁、胰液分泌功能降低，妨碍蛋白质和脂肪的消化吸收，可能导致腹泻、营养不良、消瘦等，还可能发生胃潴留。

胃次全切除术会影响正常进食，其原因不难理解：胃是人体消化吸收食物的重要器官，切除大部分胃会造成三大热能营养素（碳水化合物、脂肪、蛋白质）的消化吸收障碍，导致蛋白质－能量营养不良，维生素和微量元素缺乏。胃全切除的患者还会逐渐发生维生素A、维生素B_{12}及维生素D缺乏。

回肠造口术后可发生水和电解质丢失，需要经过数周乃至数月后，这种情况才会减轻或完全消失。

胰腺切除术后，患者会因为没有胰酶出现假性腹泻，典型表现是干硬的大便积在直肠或肛门处，像塞子一样堵塞肠道，导致在阻塞位置以上的大便以稀水状态从干硬粪块周围渗漏出来。同时，蛋白质和脂肪都会发生吸收不良。

手术治疗有哪些营养支持原则

◆ 术前充分评估

手术治疗不仅将直接带来机体的创伤，也会在不同程度上影响饮食，因此，术前通常需进行营养风险筛查或营养评估。如果患者存在重度营养不良，则不建议马上进行手术，而是需要营养治疗至少7～10天后再次进行营养风险筛查和评定，确定符合手术指征再行手术。

对于符合手术指征的患者，大部分手术前至少6小时内，患者是不允许进食任何固体和高蛋白质类食物的。根据加速康复外科（enhanced recovery after surgery，ERAS）理念，除胃肠梗阻、胃排空延迟、胃肠蠕动异常和急诊手术患者外，麻醉前6小时可进食不含脂肪及肉类的淀粉类固体食物，麻醉前2小时可口服清流质碳水化合物制剂，但剂量不超过400ml，而且糖尿病患者需要慎用，以免引起血糖波动。

◆ 术后逐步过渡

手术后什么时候能够开始进食，是由手术切除的部位、手术大小及有无并发症决定的，短则需要6～48小时，多则一两周甚至更久。患者在饮食过渡期间既要遵循医嘱，又要结合自身对食物的耐受情况区别对待，不可强求。

开始进食后，多数患者应先从饮水及易消化的稀米汤等清流食开始进食，根据肠道耐受情况逐渐加量。一般遵循"由少至多，由稀至稠，由单种至多种食物，由流食、半流食到软食"的原则进行过渡。进食次数一般建议为每日5～6次。

如果连续3～5天，经口进食都不能满足患者60%的能量需求，就需要接受营养治疗了。治疗的顺序依次是肠内营养治疗、部分肠外营养联合肠内营养及全肠外营养治疗。通常，前一次序的营养治疗不能满足患者的能量需求，或发生禁忌证时，才会进入下一次序的营养治疗。

◆ 康复量力而行

术后康复是一个持续的过程，很多不良反应会在术后几天至几周内消失。但如果不良反应持续时间超过1周，并影响到饮食的恢复，患者朋友们就应该尽快告知主管医生或临床营养师，请他们帮忙指导非药物的解决方法，或开具一些对症治疗的药物。

术后患者胃肠功能逐步恢复，不应暴饮暴食，也不必过度惧食，根据自己的承受能力逐渐增加饮食量即可。一般情况下，低脂细软的食物更易于消化吸收，如果由于厌食或腹胀等消化道症状使进食困难时，也不必勉强自己，而是可以少食多餐，或采用"3＋3"的营养治疗方案，即每日3次正餐加3次口服补充特殊医学用途配方食品，也可适当选择肠内和肠外联合营养支持。

◆ 出院先定方案

最后，在术后出院前，建议请临床营养师制订一个个体化的饮食营养方案，同时请主管医生或临床营养科开出一些特殊医学用途配方食品。这类食品能量密度高，营养配比均衡，更适合特定患者服用，比被过度神化的海参、鹿茸等名贵滋补品实惠靠谱。如果饮食恢复缓慢或一周内体重下降1～2千克及以上，则应该尽快联系主管医生、临床营养师或医疗团队的其他成员。

哪些营养素有助于伤口恢复

有助于伤口恢复的营养素见表3-1。

表3-1　有助于伤口愈合的营养素

营养素	作用	缺乏的症状及风险人群	需要量	食物来源以及药物治疗
蛋白质	构建健康组织及促进伤口愈合	免疫力低下，伤口愈合不良，肌肉丢失，无力；素食者及大豆类食物摄入不足者	正常人每天每公斤体重需要0.8～1.0克，大手术术后或营养不良患者的需要量为1.2～2克	肉、蛋、奶及大豆类食物，经食物摄入不足时，可通过口服乳清蛋白粉进行补充
锌	促进伤口愈合，维持免疫细胞功能	味觉丧失，伤口不愈合等；炎症性腹泻患者，克罗恩患者，素食者，酗酒者	成年女性，每天推荐量为8mg，男性11mg，成人可耐受的日均摄入量上限为40mg，素食者的需求量是正常人的1.5倍	贝类等海鲜，动物肝，牛肉，小麦胚粉及全谷类、豆类及坚果类食物
维生素C	促进伤口愈合和抗氧化，对胶原蛋白的形成有重要作用	牙龈出血，伤口不愈合及应激性溃疡等；大手术术后，严重偏食及严重营养不良的患者	成年人每日推荐摄入量约为100mg，吸烟者额外需要35mg。日均摄入量上限为2 000mg。每日只要摄入适量的新鲜蔬果，很容易获得足量的维生素C	新鲜蔬菜和水果如柑橘、橙子、猕猴桃、草莓、鲜枣、柿子椒、绿叶蔬菜等营养补充剂；不能进食者服用维生素C片100mg，每天3次

二、放射治疗的患者如何进行营养支持

很多人都知道，手术、化疗和放疗，是恶性肿瘤治疗的"三板斧"。

但你知道吗，高达四分之三的恶性肿瘤患者需要接受放疗。

虽然目前放疗技术已取得长足进步，特别是伽马刀、TOMO刀等精确放疗技术已能够做到低毒高效，但依然不够完美，各种不良反应仍不可避免。

这些不良反应可分为全身反应和局部反应。全身反应包括疲惫乏力、骨髓抑制、胃肠道反应等。而局部反应则要看接受放疗的肿瘤部位了，如头颈部肿瘤放疗可导致口腔黏膜反应、吞咽疼痛、食欲下降、味觉改变，胸部肿瘤放疗可引起放射性食管炎、吞咽困难，腹部肿瘤放疗可引起胃肠道反应、黏膜损伤、食欲下降、恶心、呕吐、腹泻等。

以上这些不良反应，都可引起肿瘤患者饮食摄入减少，并导致营养不良，而营养不良不仅会造成患者体重丢失，影响放疗的精确性，还会增加放疗不良反应，降低放疗耐受性，延长总住院时间等。简单点说就是：疗效差，多花钱，还受罪。

因此，放疗和营养不良之间的"纠葛"值得每一位肿瘤患者重视。

放疗患者的营养状况究竟怎么样

◆ 哪些放疗患者容易营养不良？

很不幸，放疗患者营养不良的情况非常普遍。

研究者发现，放疗前患者营养不良的发生率为31%，而放疗后则直接攀升至43%，其中头颈部肿瘤患者的情况更为严重，可由放

疗前的24%飙升至放疗后的88%。这就完全属于大概率事件了。

营养不良最直观、也是最容易获取的数据就是体重的变化。有研究发现，有高达75.5%的胃肠道肿瘤放疗患者会出现不同程度的体重丢失，而且不同部位肿瘤患者的体重丢失情况也各不相同（表3-2）。

表3-2　不同部位肿瘤患者的体重丢失情况

肿瘤类型	体重丢失超过5%	体重平均丢失	其他
头颈部恶性肿瘤	37.9%	3.8%	
口咽癌	67%	—	26%的患者体重丢失≥10%
食管癌	40.3%	—	
肺癌	31%	8%	

但当研究人员对放疗患者进一步分析后发现，接受膳食咨询、肿瘤分期早和每日总能量摄入充足（≥1 441.3千卡）是预防体重丢失的保护性因素。

所以，尽管我们无法选择自己的肿瘤分期，但通过吃好（接受膳食咨询）和吃饱（保证能量摄入），可以减少体重丢失的风险。

◆ 如何筛查营养不良？

目前，虽然并没有哪个营养风险筛查和营养评估工具是专门为放疗的肿瘤患者准备的，但通用的工具主要有：① 营养风险筛查2002（NRS-2002）；② 主观整体评估（SGA）；③ 患者主观整体评估（PG-SGA）；④ 微型营养评估（MNA）；⑤ 营养不良通用筛查工具（MUST）等。

那么问题来了：工具这么多，我们该怎么选呢？其实，"专家共识"已经帮你选好了。《恶性肿瘤放疗患者肠内营养治疗专家共识》和《肿瘤放疗患者口服营养补充专家共识》均推荐放疗患者使用NRS-2002进行营养风险筛查，使用PG-SGA进行营养评估。

另外，中国抗癌协会肿瘤营养与支持治疗专业委员会还为患者规划了营养疗法的临床路径：

肿瘤患者入院后应该常规进行营养筛查/评估，根据PG-SGA评估情况将患者分为无营养不良、可疑营养不良、中度营养不良及重度营养不良4类。

无营养不良者不需要营养干预，直接进行抗肿瘤治疗。

可疑营养不良者在营养教育的同时，实施抗肿瘤治疗。

中度营养不良者在人工营养（EN、PN）的同时，实施抗肿瘤治疗。

重度营养不良者应该先进行人工营养（EN、PN）1～2周，然后在继续营养治疗的同时进行抗肿瘤治疗。

无论有无营养不良，所有患者在完成一个疗程的抗肿瘤治疗后，都应重新进行营养评估。

前文我们曾介绍过营养风险筛查工具NRS-2002，这个工具使用起来相当简单易行，因此我们入院后可以自行对营养风险进行筛查，如果发现存在营养不良或营养风险，应及时向专业医务人员求助。

放疗对营养状况有什么影响

放疗导致营养不良的原因主要是由于放射线对消化器官带来的损伤作用，因此，接受放疗的肿瘤位置不同，不良反应也有一定区别。

我们先看头颈部肿瘤。头颈部肿瘤放疗所照射的范围常常包括或邻近口腔、咽部、会厌和喉部等部位，因此放疗就可能会损伤这些组织器官，进而导致味觉障碍、口腔黏膜炎、吞咽困难等，使患者进食减少，体重下降，并造成营养不良。放射治疗剂量 > 60Gy、超分割放射治疗、同步放化疗都会加重患者的营养不良状况。

再看胸部肿瘤。由于食管有一段正好位于胸部，所以对胸部肿瘤放疗需重点关注放射性食管炎。研究显示，72.3%的胸部肿瘤放疗患者会出现1 ~ 2级放射性食管炎，8.5%可出现3 ~ 4级急性食管炎并需要长期肠外营养治疗，同时还会伴发食欲不振、吞咽困难等不良反应，更严重者甚至可出现食管穿孔。虽然食管穿孔的发生率不高，但一旦发生将导致更加严重的营养不良状况，不可小觑。

最后再看腹盆腔肿瘤。腹盆腔最显眼的消化器官是交错盘桓的肠道，因此腹盆腔放疗自然容易导致放射性肠炎，从而引发恶心、呕吐、腹泻、腹胀等，不仅影响患者的消化吸收，造成肌肉蛋白减少、体重下降，甚至可引起全身炎症反应综合征，使体内脂肪、蛋白质和碳水化合物代谢紊乱。这时候就不仅仅是营养不良的问题了，情况严重者甚至可危及生命。

营养不良对放疗有什么影响

显而易见，放疗可导致患者营养不良，但是反过来，营养不良也会给放疗带来诸多不利因素。

◆ 影响放疗的精确性

放疗有一个关键步骤——摆位。所谓放疗摆位，通俗地讲就是通过移动患者，使肿瘤准确地摆放到放疗所照射的位置上。我们不妨想象一下，如果放疗期间患者体重丢失过多，那么躯体轮廓难免会出现一些变化，从而增加了摆位误差。这就可能让本应照射在肿瘤上的射线，错误地照射在了正常组织上，显然会让治疗效果变差，不良反应变大。

有研究曾每周测量胸腹部放疗患者的肿瘤位置变化，发现患者体重丢失越多，放疗摆位误差越大，放疗的精确度也就越差。

◆ 造成治疗中断

放疗可不是一天两天就能完成的，通常需要一个多月的时间。在此期间如果患者体重下降过快，身体可能就无法耐受住连续的治疗，于是就会出现一种很可惜的情况——治疗中断。有研究发现，头颈部恶性肿瘤患者的体重下降情况和放疗中断息息相关，特别是一旦体重减轻20%及以上，就更容易导致放疗中断。这将直接影响治疗效果，延长放疗和住院时间。

◆ 导致肿瘤复发

放疗期间营养不良不仅可导致肿瘤复发，甚至影响患者的生存期。例如，一项回顾性研究分析了121例喉癌放疗患者，发现营养不良患者的局部复发率是营养状况正常的2.15倍。而在头颈部肿瘤患者中，比起体重正常的患者，体重严重丢失者的5年总生存率和疾病特异性生存率明显更低。

综上不难得知，在放疗期间保持良好的营养摄入和稳定的体重，不仅有助于控制不良反应，改善生活质量，降低医疗成本，更重要的是，还能让患者活得更久更好。

放疗患者如何选择营养支持

从科学的角度来说，恶性肿瘤放疗患者的营养治疗应遵循"五阶梯治疗"的原则：首先选择营养教育，然后依次向上进阶选择口服营养补充、全肠内营养、部分肠外营养、全肠外营养。

或许患者朋友们已经看出来，所谓营养不良"五阶梯治疗"，其实就是根据患者营养不良的严重程度，给予5种不同等级的治疗手段或方法。根据ESPEN指南建议，若患者连续3～5天无法满足目标能量需求的60%，就应该向上晋级一个阶梯。

下面，让我们对其中的关键知识点进行详细讲解。

◆ 营养教育

营养教育主要包括十个方面内容：① 回答患者及其家属提出的问题；② 告知营养诊断目的；③ 完成饮食、营养与功能评价；④ 查看实验室及器械检查结果；⑤提出饮食、营养建议，破除营养误区；⑥ 宣传肿瘤的病理、生理知识；⑦ 讨论个体化营养干预方案；⑧ 告知营养干预可能遇到的问题及对策；⑨ 预测营养干预效果；⑩ 规划并实施营养随访。

我们不难发现，营养教育的目的是为了丰富患者的营养知识，科学平衡膳食，增加患者能量、蛋白质及其他营养素的摄入。

◆ 肠内营养

肠内营养的途径选择遵循"四阶梯原则"。

第一个阶梯：口服营养补充（ONS），这是胃肠功能正常的放疗患者肠内营养治疗的首选途径，也是肠内营养治疗的第一个阶梯。因为是口服，用嘴吃就可以了，患者朋友们通常也都能接受。

第二个阶梯：当"用嘴吃"已经无法满足营养需求的时候，我们就要选择鼻胃管（nasogastric tube，NGT）——将导管经鼻腔插入胃或肠道内，然后向管内注入流食以维持患者所需的营养。

第三、四个阶梯：如果鼻胃管还无法满足营养需求，患者就要考虑经皮内镜下胃/空肠造口术或外科手术下胃/空肠造口术——通过经皮穿刺或外科手术的方式，在胃或空肠打开一个通向体外的通道用于灌注食物，以解决进食和营养问题。

相比之下，相信大家更愿意选择"用嘴吃"，而不是"用管吃"或"挨刀子"。当然，选择哪种治疗方式不看我们的主观意愿，而应根据病情的客观需要。

比如短期管饲患者（≤ 30天），应首选鼻置管术，而当患者需要长时间（＞ 30天）管饲营养时，则应考虑胃/空肠造口术。毕竟长期使用导管存在诸多弊端：患者耐受性差，需定期更换导管，易出现恶心、呕吐、黏膜糜烂、出血，甚至吸入性肺炎等并发症。

因此，如果患者胃肠功能正常但存在长期进食障碍，我们就应考虑胃/空肠造口术。相比外科胃造口，更推荐经皮内镜下胃造口术，毕竟后者具有创伤小、并发症少、操作简单、术后恢复快等优点。

再如头颈部肿瘤放疗患者，容易出现放射性口腔炎、食管黏膜炎等并发症。这类患者同样可以优先考虑经皮内镜下胃造口术。另外，大部分鼻咽癌患者在放疗期间会发生不同程度的口腔和口咽部急性放射性黏膜炎，同时伴有口干、味觉改变等急性放疗毒性，影响进食。这类患者即使给予口服营养补充或使用鼻胃管，通常也难以取得令人满意的疗效，因此同样也可以优先考虑经皮内镜下胃造口术。

有些患者会想：我能不能在放疗前就预防性地提前置入营养管，以避免潜在的营养不良问题？

凡事都要有个尺度，过犹不及是要不得的。多项研究显示，放疗前常规预先置入营养管在提高患者营养状况和治疗疗效、减少患者放疗中断方面并没有优势，反而增加了患者的负担。

◆ 肠外营养

肠外营养其实就是经静脉输入营养液。别看它操作简单，但医学界普遍认为这是一种具有侵袭性的营养方式，存在静脉损伤、感染和肝功能损害等风险，因此不推荐放疗患者常规性地使用肠外营养。ESPEN 指南推荐，当肿瘤患者肠内营养不充分或者不可实施时，应联合部分或全肠外营养。

简而言之，营养液不是随随便便就能用的，其通常只适用于两种情况：一是肠内营养无法满足需求时，二是患者胃肠道功能障碍或衰竭。

那么我们具体在什么时候使用肠外营养呢？

这一点目前存在争议，不同的指南推荐意见也不一致。《成人补充性肠外营养中国专家共识》推荐，对于 NRS-2002 ≥ 5 分或重症患者的营养风险评估（NUTRIC）≥ 6 分的高风险患者，如果肠内营养在 48～72 小时无法达到目标能量和蛋白质需要量的 60% 时，推荐立即给予肠外营养；而对于 NRS-2002 ≤ 3 分或 NUTRIC ≤ 5 分的低风险患者，如果肠内营养未能达到目标能量和蛋白质需要量的 60% 超过 7 天时，可启动肠外营养治疗。

◆ 疗效评价与随访

俗话说得好："既要埋头拉车，更要抬头看路"。

而在营养干预中，"抬头看路"就是做好疗效评价与随访。

我们可根据变化速度的快慢，将营养干预的疗效评价指标分为三类：

一是快速变化指标，如血常规、电解质、肝功能、肾功能、炎症参数（IL-1、IL-6、TNF、CRP）、营养套餐（白蛋白、前白蛋白、转铁蛋白、视黄醇结合蛋白、游离脂肪酸）、血乳酸等，每周检测 1～2 次。

二是中速变化指标，如人体测量参数、人体成分分析、生活质量评估、体能评估、肿瘤病灶评估（双径法）、PET-CT 代谢活性，每4～12周评估一次。

三是慢速变化指标，如生存时间，每年评估一次。

大家可能也注意到了，营养干预的疗效评价并不简单，非专业人士很难熟练掌握，但我们起码应做到定期随访，至少每3个月一次到医院营养门诊或接受电话营养随访，而不是凭感觉、看心情。

三、化学治疗的患者如何进行营养支持

化学治疗简称化疗，就是用化学合成药物来治疗恶性肿瘤。

化疗是一种经典的肿瘤治疗手段，自诞生至今已有半个世纪之久。目前，有十多种恶性肿瘤已经可以在一定条件下通过化学药物治疗实现治愈的可能性。因此，化疗已经从一般的姑息性治疗逐步向根治性治疗的方向迈进，其作用不可小觑。

从药物杀灭肿瘤细胞的特点，或者说作用于细胞周期的时间特征来看，抗肿瘤化疗药物可以分三种类型：

一是细胞周期非特异性药物。这类药物对处在增殖状态和不增殖状态的肿瘤细胞都有杀灭作用，如盐酸氮芥、环磷酰胺、放线菌素D、普卡霉素等。

二是细胞周期特异性药物。这类药物对进入增殖周期内各个阶段的肿瘤细胞都有杀灭作用，但对未进入增殖周期的肿瘤细胞不起作用，如甲氨蝶呤、氟尿嘧啶、巯嘌呤等。

三是时相特异性药物。这类药物只杀灭细胞增殖周期中某一时相阶段的肿瘤细胞，如选择性地对S期或M期细胞起作用，主要有阿糖胞苷、羟基脲、长春碱、长春新碱。

化疗对营养代谢有什么影响

化疗的目标对象是肿瘤细胞，对正常细胞的伤害相对较小。但是，很多患者朋友一听说要"化疗"就闻之色变，甚至认为恶性肿瘤患者"不是病死的，而是化疗化死的"，这是为什么呢？

确实，化疗药物在杀伤肿瘤细胞的同时，难免会伤害一些增殖快的正常细胞（如骨髓细胞、毛囊细胞、胃肠道上皮细胞等），导致相应的不良反应，如白细胞减少、脱发、厌食、恶心、呕吐、溃疡、排便习惯改变等，让本来就受到病痛困扰的患者朋友感到"雪上加霜"。而其中的消化道反应，则会影响患者的食欲和饭量，干扰食物的消化和营养的吸收。

但实际上，并非所有的化疗药物都有明显的不良反应，也并非每位患者的反应都不堪忍受。化疗的不良反应取决于化疗药物的种类以及个体基因类型，许多化疗药物在大部分人群中都耐受良好。

此外，良好的营养有助于机体组织细胞修复，能够减轻化疗相关的不良反应，提高机体对治疗的耐受性。患者朋友们在化疗后如果有任何不适，都一定要告诉自己的主管医生、临床营养师等健康照护团队成员，他们通常会开出一些对症的药物或营养补充剂，以维持或改善患者的营养状况。

化疗期间有哪些饮食调理原则

◆ 化疗患者的食物选择

由于疾病本身及化疗导致机体的消耗增加，建议患者在化疗期间采用高蛋白质、高维生素的饮食结构。

蛋白质是修复身体组织及白细胞再生的重要成分，化疗患者应在平衡膳食的基础上，摄取足量富含蛋白质的食物，如鸡蛋、大豆类食物、奶及奶制品、瘦肉等。

对于存在贫血的患者，建议适量补充富含铁元素的食物，如红肉及动物肝、动物血等。

蔬菜和水果富含抗氧化维生素及膳食纤维，有助于减轻化疗反应，改善胃肠功能，建议每日摄入 3 ~ 5 份（每份100g）新鲜蔬菜和水果。

此外，为了减轻消化道负担，化疗期间应注意选择清淡细软、易消化的食物，如鸡蛋羹、清蒸鱼、肉泥丸子、炖肉、豆腐、酸奶、软饭、龙须面、馒头、细软的蔬菜等，避免油腻、粗硬、味道太浓或辛辣刺激的食物。

由于很多患者还是会因为药物不良反应，或多或少地发生食欲减退和消化道症状，不妨在身边常备一些营养加餐小零食，如面包、苏打饼干、酸奶、水果、坚果等，以补充营养不足。

◆ 化疗患者的症状管理

如果在化疗期间发生恶心、呕吐等症状，请与主管医生沟通，主管医生会开一些对症的药物以控制症状，减轻不适。

有些患者呕吐得有了心理阴影，因为怕吐而饿着肚子去化疗。其实，空腹化疗的不良反应不适感更加强烈。因此，还是建议患者朋友在化疗前1小时吃一些清淡的半流食。

对于多数食欲不好的患者，少量多餐好过三顿大餐，每餐吃到六七分饱就好，并且在自己身体感觉最好、食欲最旺盛的时候安排当天食量最多的一餐。在恶心、呕吐期间，选择淡味面包片、苏打饼干、烤馒头片等能够中和胃酸，减轻胃部不适。

对于呕吐剧烈或不愿进食的患者，不必强迫自己进食，以免加重呕吐症状。但要注意持续补水，如白开水、鲜榨蔬果汁、清淡的肉汤、功能饮料等。除食物中的水分外，每天建议额外饮水 8 ~ 10

杯（200ml/杯），以利于体内代谢废物的排出。在饭前30分钟内要避免喝水，以免影响进食。饮水不足时，可通过静脉补液保证体内水分和电解质平衡——如果这时候患者正好在医院内输液，就非常方便了。

◆ 化疗患者的营养管理

对于消化道恶性肿瘤化疗的患者，营养不良发生的风险比其他肿瘤患者更高，因此，最好在每个化疗周期都找临床营养师评估一次营养摄入状况，通过早期筛查、早期干预，减少营养不良发生。

已经发生营养不良的患者，则应该在主管医生或临床营养师指导下进行营养治疗。研究显示，找专业的营养师进行营养咨询并口服营养补充，有助于提高化疗患者的营养摄入，减少体重丢失，改善患者的生活质量，必要时可采用肠内肠外联合营养治疗。

化疗合并白细胞减少，有哪些饮食调理原则

◆ 白细胞减少的原因

白细胞是机体血液中的一类免疫细胞，是机体抗感染的"前线卫兵"，可以消灭外来的细菌、病毒等微生物及体内的某些病死细胞，其中的自然杀伤细胞还可以吞噬血液中的部分肿瘤细胞。除了血液和淋巴液，白细胞也广泛存在于其他组织中。

很多化疗患者都知道，白细胞计数是治疗期间需要关注的一项重要指标。化疗药物毒性和化疗期间的营养不良，都会导致合成白细胞的骨髓细胞受到抑制，进而导致白细胞减少。而白细胞减少，将大大提升患者的感染风险，从而导致化疗中断。

◆ 白细胞减少的处理方法

对于轻度白细胞减少的患者，医生一般建议使用升白细胞药

物，或等待白细胞自然恢复再化疗。严重的白细胞减少在临床上常见的处理办法是注射重组人粒细胞刺激因子（升白细胞药物），其机制是将骨髓中未成熟的细胞释放到血液中。然而，由于白细胞在血液中的寿命仅有短短几个小时，因此，白细胞数升高后很快又会降下来，还是要直到骨髓细胞功能逐渐恢复后，白细胞数量才会恢复正常。

◆ 白细胞减少的患者饮食营养原则

很多化疗患者发现自己白细胞减少，第一反应就是该"补一补"。这个思路是正确的，只是"补"什么很重要。

白细胞减少的患者应该在平衡膳食的基础上，适量增加一些富含优质蛋白质的食物摄入，如鸡蛋、瘦肉、牛奶制品、大豆类食品，从而为白细胞的再生提供原料。还需要适量多吃一些新鲜蔬果等富含抗氧化营养素食物，以平衡体内过多的自由基（这种物质可以损害细胞，甚至导致机体发生癌变），减轻化疗不良反应。但不建议随意食用食疗偏方，如大量摄入猪蹄汤、五红汤等，以免饮食不当造成营养不均。对于发生营养不良的患者，建议在主管医生或临床营养师的指导下适当补充营养，根据病情变化调整饮食。

前面说了，白细胞减少的患者容易感染，因此一定要注意食品卫生，禁食蔬菜沙拉、生鱼片、泡菜等生食以及外卖的熟食，常温放置时间超过2小时的食物也需彻底加热后才能食用。

◆ 大剂量化疗和干细胞移植患者的饮食营养原则

对于大剂量化疗和干细胞移植的患者，饮食营养原则基本和白细胞减少的患者一致。因为大剂量化疗等治疗方法，会加重白细胞减少，导致更多的并发症以及营养不良的发生。

如果食欲缺乏或无法正常进食，可在主管医生或临床营养师指导下，采用肠内及肠外营养支持等方法补充营养。整个大剂量化疗和干细胞移植期间，都应该保持饮食清淡、细软、好消化，避免黏腻、粗硬、刺激及过甜、过咸的食物，并注意营养合理搭配（表3-3）。

表3-3 大剂量化疗/干细胞移植患者适宜食物及易导致问题的食物

	适宜食物	易导致问题的食物
高蛋白类	鸡蛋羹、巴氏或瞬时高温消毒牛奶、酸奶、肉泥丸子炖肉、豆腐、豆腐脑、蛋白粉	开水冲鸡蛋、油炸食物、肥肉及煎烤肉、动物皮及内脏、海鲜、香肠、腊肉、生牛奶、冰淇淋
粮谷类	白米粥、小米粥、燕麦粥、豆粥、白面馒头、花卷、包子、软面条、疙瘩汤、白面包	糙米、玉米、大麦、全麦面包、火烧、烙饼
水果和蔬菜类	煮熟的嫩叶菜，如菠菜、生菜、圆白菜、娃娃菜等；去皮的瓜果菜，如胡萝卜、西葫芦、南瓜、西红柿、苹果、橙子等	生的蔬菜、未去皮的水果、粗纤维多的蔬菜、咸菜、泡菜
其他食物	蛋糕、饼干、藕粉、经充分蒸煮的蔬菜汁、肉汤、蔬菜汤	坚果、果脯、酒精饮料、茶、爆米花、快餐食品

四、其他治疗下的患者如何进行营养支持

肿瘤免疫治疗下的营养支持

近年来，随着肿瘤免疫相关理论研究的深入，免疫治疗成为肿瘤手术、放化疗、分子靶向药物治疗后的另一重要治疗手段，并于2013年被久负盛名的《科学》杂志评为年度10大科技突破之首。

肿瘤免疫治疗包括免疫检查点抑制剂治疗（如这两年大火的PD-1/PD-L1抑制剂治疗）、过继性免疫治疗、肿瘤疫苗接种等，在多种肿瘤中均显示了一定的疗效，使肿瘤治疗发生了革命性的转变。

究其原理，肿瘤免疫治疗是通过激活患者自身免疫功能来抑制肿瘤细胞的增殖，并将其杀灭，其疗效与患者本身的免疫功能状态、癌症种类、基因突变类型及肿瘤微环境有着密切的关系。免疫治疗要想发挥最大的疗效，首先需要患者机体本身具备一定的免疫功能，而支撑后者的物质基础就是良好的营养状况。

在免疫治疗过程中，免疫细胞难免会"误伤"正常组织而导致不同程度的不良反应，如内分泌毒性、肝功能毒性、神经系统毒性，最常见的有乏力、厌食、甲状腺功能减退等。这时，良好的营养就可以帮助患者顺利扛过不良反应阶段，把治疗坚持下去，并最终获得良好的抗肿瘤效果。

除此以外，有效的营养支持甚至还可以协助免疫治疗发挥作用，提升疗效。

◆ 营养素影响肿瘤微环境

肿瘤微环境，是指肿瘤细胞产生和增殖所处的人体内部环境，其中不仅包括了肿瘤细胞本身，还有其周围的成纤维细胞、免疫和炎性细胞、胶质细胞等，以及肿瘤附近区域的细胞间质、微血管及浸润在其中的生物分子。

如果我们把肿瘤细胞比喻成一群霸占民宅的强盗，那么肿瘤微环境就是这座民宅及周边的社区。

营养素能够通过多种方式影响肿瘤微环境，一定程度上干预肿瘤的生长、转移。

比如肿瘤微环境中有一个重要的组成部分"单核细胞"，它就像个两边倒的墙头草，可以在一定的条件下分化为肿瘤相关巨噬细胞（tumor-associated macrophages，TAM）。而这种肿瘤相关巨噬细胞是个"坏分子"，能够通过产生生长因子或释放细胞因子，促进肿瘤的发生、发展。所以，TAM在组织中的密度越高，肿瘤越容易产生进展。

好在，肿瘤微环境中的巨噬细胞、单核细胞等免疫细胞及其标记物具有天然可塑性，可以通过改变各种外源性因素（如免疫治疗）或环境相关因素（如饮食和微生物群）改变其功能。科学的饮食和营养可以维持机体促炎（T17细胞介导）和抗炎（Treg细胞介导）机制的平衡，增强免疫治疗效果。

◆ 营养素影响肠道微生态

营养素还可通过影响肠道微生态，对免疫功能产生影响。

大家都知道，肠道是人体重要的消化器官，但很多患者朋友有所不知的是，肠道还承担着重要的免疫功能。

人体肠道中生存着400多种细菌，总数达到惊人的10亿个。它们像我们身体里的化工厂，参与许多维生素、必需氨基酸的合成，参与碳水化合物和蛋白质的代谢，促进铁、镁、锌等矿物元素的吸收，这些营养物质都是我们构建免疫力的基础材料。

同时，肠道细菌也在维持肠黏膜屏障完整性和机体免疫平衡中扮演着重要的角色。一旦肠道发生微生态失衡，就很可能出现肠黏膜通透性增加、机体感染、过度炎症反应、T细胞亚群失衡等，进而破坏免疫系统的稳定和平衡，甚至影响机体对免疫治疗的应答。

一项曾经登上*Science*杂志的研究就指出，小鼠的肠道菌群对PD-1类免疫疗法能否起效起到了极其重要的作用。如果将免疫治疗效果显著的患者的粪便菌群移植到荷瘤小鼠身上，这些小鼠接受免疫治疗后，也能表现出较好的免疫反应。后来的临床观察也发现，如果患者在免疫治疗前后使用了抗生素，就会导致肠道菌群紊乱，而免疫治疗的效果就会很差，无论是患者的无进展生存期还是总生存期，都明显低于没有接受过抗生素治疗的患者。

这无疑揭示了肠道菌群在免疫治疗过程中的重要作用。

目前，已有报道可增强免疫治疗效果的菌种包括双歧杆菌、嗜黏蛋白阿卡曼菌、瘤胃菌科、产气柯林斯菌、屎肠球菌、大肠埃希菌和拟杆菌属等。基于肠道菌群对肿瘤免疫的重要影响，菌群调节治疗有望成为肿瘤免疫治疗的辅助治疗来增强其疗效。

干预菌群的方式有饮食调节、使用益生菌和益生元、菌群移植及减少抗生素滥用等。以免疫调节为目的的肠道菌群干预，是在维持肠道微生态平衡的前提下，补充可能增强免疫功能或已被证实与肿瘤免疫相关的功能菌株及相关产物，从而提高特定肿瘤对免疫治疗的敏感性。在未来，微生态制剂有望成为对抗肿瘤的免疫增强剂，菌群移植也可能成为治疗方法之一。

◆ 营养素帮助维持免疫稳态

随着年龄的增加，机体会出现免疫衰老现象，这与老年人易罹患恶性肿瘤、自身免疫病及感染的发生密切相关。而免疫功能的衰老和稳定同样与营养有着千丝万缕的联系。

知识卡片

研究显示，包括维生素在内的某些营养素成分可能受营养状况影响，进而影响免疫功能。患者营养状况对抗肿瘤免疫功能有重要作用，特别是肠道免疫反应。当受到某些食物刺激时，肠道淋巴器官可以出现强烈的反应，比如摄入高热量的饮食或"垃圾食品"，可导致促炎因子IL-17明显升高、抗炎因子IL-10降低，而富含维生素A和D、多不饱和脂肪酸以及多酚类的饮食结构则能够诱导产出IL-10，从而缓解炎症的症状。

此外，蛋白质缺乏及体内某些微量元素摄取不足对于老年人免疫功能的损害也十分严重。研究证据提示，及时补足蛋白质、维生素A等营养素以及硒、锌等元素可有效修复机体免疫功能。益生元、益生菌和牛初乳等可有助于修复老年人的先天性和适应性免疫，还可以调节肠道菌群。这些变化都有助于维持免疫稳态。

◆ 营养素维持合理体重

近年的几项研究显示，体重指数（BMI）与免疫治疗的疗效呈正相关，也就是说，能否维持体重对免疫治疗能否取得好的效果有一定的预测作用。

这个结论可能有些颠覆人们的常规认识。毕竟，肥胖通常都被认为是健康的风险因素。目前，体重指数预测免疫治疗效果的具体作用机制尚不明确，推测可能与以下因素相关：

首先，从 T 细胞代谢的角度来看，肥胖状态可以促机体增加瘦素的产生。瘦素是一种由脂肪组织分泌的激素，它对肿瘤浸润淋巴细胞（TIL，指离开血流进入到肿瘤中发挥免疫功能的白细胞）的代谢和功能有积极作用。其次，相对于瘦弱的患者，肥胖相关的营养过剩可能会导致肿瘤环境中葡萄糖和其他关键代谢底物的利用率更高，进而改善肿瘤浸润淋巴细胞中杀伤细胞 CD8 的代谢适应性。最后，肥胖可能会使患者肿瘤浸润淋巴细胞上的 PD-L1 表达增加，从而为抗 PD-L1 药物发挥作用提供更多的"抓手"。

鉴于肥胖本身与多种肿瘤及代谢疾病的发生相关，它对肿瘤治疗结局的影响比较复杂，尚需进一步研究来证实。临床上还需要兼顾肥胖对全因预后的影响做利弊的权衡。

综上所述，我们不难看出，免疫治疗的有效性与患者的营养状态、肠黏膜屏障功能密切相关。特定营养代谢治疗、肠道菌群干预对于提高免疫治疗效果及提高不良反应耐受性有重要作用。

靶向治疗下的营养支持

"精准医疗"和"靶向治疗"，无疑是近年来肿瘤治疗领域热搜榜的常客。随着肿瘤细胞学及分子生物学的发展，靶向治疗的理论与实践突飞猛进，备受关注。

肿瘤的靶向治疗的"靶子"，指的是肿瘤细胞过度表达的一些标志性分子。这些标志性分子多是肿瘤原癌基因的产物，或其信号的传导通路，在肿瘤细胞的增殖、代谢、凋亡中发挥着类似传令兵、协调员、驱动器的重要作用。"擒贼先擒王"，靶向药物通过精确打击这些靶点，就能够干预细胞癌变的关键环节，通过抑制肿瘤细胞增殖、干扰细胞周期、诱导肿瘤细胞分化、抑制肿瘤细胞转移、诱导肿瘤细胞凋亡及抑制肿瘤血管生成等途径，达到阻碍肿瘤生长或杀伤肿瘤细胞的目的。

根据药物的作用靶点和性质，靶向治疗药物可以分为以下几类：靶向表皮生长因子受体酪氨酸激酶的小分子抑制剂（EGFR-TKI）、靶向EGFR家族的抗体、靶向淋巴抗原的抗体、靶向肿瘤细胞内信号传导通路的药物、血管内皮生长因子受体抑制剂等。

相对于放疗、化疗等传统治疗，靶向治疗具有高效、低毒的突出优势，为放化疗效果不理想及失去手术机会的患者提供了宝贵的继续治疗希望。但是，靶向治疗的耐受和疗效也像手术和放化疗一样，会受到患者营养状况的种种影响。营养不良或营养风险都会对患者的机体产生不良影响，加重靶向药物的不良反应，影响治疗的效果和预后。

因此，肿瘤患者在靶向治疗期间的营养支持值得关注。

◆ 营养代谢紊乱可能影响靶向治疗预后

医学研究者已经知道，治疗前的营养状况是传统化疗的重要预后因素，但关于营养状况在靶向治疗中作用的研究却为数不多。

2016年，一项发表于《韩国内科学杂志》的研究发现：EGFR突变的非小细胞肺癌中，营养不良是导致吉非替尼、厄洛替尼、埃克替尼等靶向治疗不良结局的影响因素。

这项研究涉及2012名非小细胞肺癌患者，其中630名是因EGFR突变而接受靶向治疗的患者。研究者将他们根据治疗前的营养状况分组，包括贫血状况、体重指数（BMI）、预后营养指数（PNI），统计并分析各组的风险比（HR）、无进展生存期（PFS）、总生存期（OS），发现治疗前贫血越严重、体重指数越小、预后营养指数越低的患者，无进展生存期和总生存期越短。

也就是说，治疗前的营养不良可能是非小细胞肺癌靶向治疗预后不良的影响因素之一。研究者推测，可能正是营养不良导致的代谢紊乱影响了治疗效果和患者预后。

◆ 靶向治疗药物可能造成肠道菌群失调

"是药三分毒"，这句古训在靶向治疗药物中同样成立。虽然不良反应比化疗小不少，但靶向药物在不良反应方面也"各有所长"，常见的有皮疹、腹泻、高血压、蛋白尿等。其中腹泻是卡博替尼、乐伐替尼等血管内皮生长因子酪氨酸激酶抑制剂（VEGF-TKI）最常见的不良反应之一，接受VEGF-TKI治疗的转移性肾细胞癌患者中，有一半的人都会出现腹泻，3 ~ 4度严重腹泻的发生率大约在10%。

目前，服用靶向药物导致腹泻的原因尚不明确。有些研究者认为这可能与药物造成的肠道菌群改变相关：接受VEGF-TKI治疗的肿瘤患者肠道中的双歧杆菌丰度比健康人群降低，即使同是接受VEGF-TKI治疗的同种肿瘤患者，腹泻的人与没有腹泻的人相比，肠道菌群的组分也不一样。腹泻患者的肠道菌群中含有更多的拟杆菌，但普雷沃菌则较少。

这提示我们，肠道微生物菌群分布的变化可能与靶向治疗相关性腹泻有关。

现有的证据显示，肠道菌群可以通过参与局部和全身的代谢、炎症反应及适应性免疫反应等生理过程，干预肿瘤的发生、发展，影响抗肿瘤治疗的效果和不良反应。而靶向治疗诱发的肠道菌群紊乱问题正日益突出，可能造成恶性循环。肿瘤患者在接受靶向治疗后，益生菌和潜在致病菌都会减少，说明靶向治疗后，肠道菌群定植抗力进一步下降，这就加剧了肠道菌群失调。

因此，在服用靶向药物期间发生腹泻的患者朋友可以口服一些增强免疫力、改善肠道微生态环境的营养制剂，如ω-3多不饱和脂肪酸、精氨酸、核苷酸等，也可以科学补充益生菌，改善肠道微生态环境，减少细菌移位，降低感染的发生率。同时，要注意补充水分和保护消化道黏膜，避免辛辣刺激的食物。

由于腹泻造成营养吸收不良，在进食时需要格外注意摄入满足机体100%需求量的蛋白质。如果不能通过正常饮食摄取足够的营养，就要积极寻求人工营养干预，在专业营养师及医师指导下进行营养支持治疗，必要时可以口服补充谷氨酰胺来减轻肠道黏膜炎症，改善腹泻症状。

◆ 靶向治疗不良反应的饮食应对

除了腹泻，靶向药物引起的低蛋白血症也困扰着很多患者。日本大阪红十字会医院肝病科的Haruhiko Takeda医生提出：补充支链氨基酸（BCAA）可以有效减缓血清白蛋白的降低速度，保持肝功能储备，可能对带瘤服用靶向药物索拉非尼的肝癌患者起到一定的保护作用。

对于靶向治疗期间出现结膜炎、眼干燥症、角膜炎等眼部不良反应的患者，补充维生素、微量元素或摄取富含维生素的蔬菜、水果，能够起到一定的缓解作用。

对于出现口腔黏膜炎或溃疡的患者，需要多食用富含维生素的食物，如绿叶蔬菜、水果等，还要选择易于消化的菜谱，并在进食时细嚼慢咽。

此外，使用抗血管生成类的靶向药物会对凝血机制和血压产生影响，使患者心脑血管疾病的风险升高。因此，应当清淡饮食，避免高油高盐。如果摄入的食盐过多，在加重心血管负担的同时，也会增加水分在体内的潴留，对肾造成损害。在脂肪摄入方面，应该避免反式脂肪酸，尽量选择深海鱼类、亚麻籽、坚果等富含不饱和脂肪酸的"好油脂"来源。

肿瘤介入治疗下的营养支持

肿瘤介入治疗是在20世纪80年代发展起来的治疗方法。它的典型模式是在超声、CT、造影、磁共振成像和血管造影机等影像设备的引导下，利用穿刺针、导管等介入器材，通过人体自然孔道或微小的创口，将治疗器械导入人体病变部位进行微创治疗。

不难看出，介入治疗是一种融合了影像诊断和临床治疗的新兴学科。由于其微创、安全、有效的特点，介入治疗已经成为重要的肿瘤治疗手段。

在肿瘤治疗中，介入治疗主要用于向肿瘤侵犯的器官局部动脉注入化疗药或栓塞剂，或者向受肿瘤压迫的空腔器官（食管、膀胱、输尿管、胆管等）中植入支架等操作。其中既包括对肿瘤本身的治疗，如肿瘤病灶供血管栓塞术、病灶灭能术、动脉灌注化疗术、介入性局部近距离放疗，也包括对肿瘤并发症的治疗，如食管癌、胃癌造成的食管、幽门梗阻，结直肠癌造成的结直肠梗阻，膀胱癌或肿瘤中枢神经系统转移造成的尿潴留，肿瘤本身或肿瘤高凝状态造成的血管闭塞，肿瘤相关出血、腹水、疼痛、骨转移等。

和其他治疗方式一样，介入治疗与肿瘤患者的膳食营养状况也有着千丝万缕的联系。不良的营养代谢状况会直接导致肿瘤介入治疗的效果降低，不良反应增加，让患者多受罪，少获益。如果介入治疗的肿瘤患者在进行营养评估后，接受有针对性的营养支持治疗，则可以减少不适，提升生活质量。

我们以肝癌的介入治疗为例。

大家知道，肝是最重要的营养代谢器官之一，肝的基础病变会导致营养物质代谢异常、消化吸收障碍、蛋白质合成能力下降，再加上肿瘤本身的消耗，肝癌患者的营养代谢紊乱就会比肺癌、乳腺癌等非消化系统恶性肿瘤患者更为常见和严重。

对于不可切除的肝癌病灶，介入治疗是重要的治疗方法。肝癌的介入治疗主要包括局部肿瘤病灶供血血管栓塞术、消融术、向肿瘤灶供血血管灌注化疗药物、介入性局部近距离放疗等。

在介入治疗前，原发性肝癌患者往往已经存在营养风险，甚至处于营养不良的状态，而进行恰当的营养代谢治疗能够改善患者的营养状况，提高患者对治疗的耐受性。如果肝癌患者朋友们在介入治疗前能够正常进食，但进食的量和食物提供的能量尚且不能满足日常需要，就建议大家接受口服营养补充的营养干预，给身体打好底子。

而且，介入治疗通常只需要局部麻醉，所以术前并不需要长时间禁食，一般禁食4～6小时就足够了，以免患者过早进入能量入不敷出的分解代谢状态。

在介入治疗后，患者还可能由于化疗药物注射及血管栓塞后引起的反应出现恶心、呕吐、腹痛、发热、肝功能损害、顽固性呃逆等不适症状和体征，进而影响进食和消化，导致热量、营养素摄入减少，消耗增加和营养状况加剧恶化。

有研究显示，原发性肝癌患者在介入治疗后的短时期内处于应激状态，发生糖利用障碍和负氮平衡，使患者营养不良和免疫功能低下的风险显著升高。而营养代谢治疗可以在这一阶段有效缓解负氮平衡等代谢紊乱的状态，改善机体的营养状况，维持重要器官的功能，减少治疗过程中的相关并发症。

除肝癌以外，介入治疗还常用于在肿瘤患者破损或被"堵住"的重要器官"管路"中搭建通路。

由于肿瘤进展或抗肿瘤治疗的并发症，一些患者会出现空腔器官瘘，或者消化道、胆管等管路的梗阻或狭窄，如食管癌术后吻合口瘘、吻合口狭窄等。由于这些器官空腔状或管状的结构，介入治疗就能派上大用场，比如对食管癌术后吻合口狭窄的患者放入支架，局部疏通梗阻部位，或者放入空肠营养管来"搭桥"，解决营养供给的问题。

导致肿瘤患者在有创治疗后出现瘘口的原因有很多，严重程度也各异，但是几乎所有的患者都存在两个共性的问题：一是长期不能正常进食导致的营养不良，二是与瘘口相关的感染。营养不良可以降低机体的抵抗力，不利于感染的控制，持续的感染又会反过来加重机体营养物质的消耗，构成一个恶性循环。

因此，即使接受了相关的介入治疗，发生瘘的患者要解决的首要问题仍是营养支持。只有得到充足的营养支持，机体才有材料去修复瘘口，抵御感染。

营养支持的途径包括肠内营养和肠外营养，如果患者的胃肠道具有完整的功能（如食管瘘患者），实施肠内营养是最佳的选择。但是在营养支持中，必须保证营养剂不会接触到瘘口，如果是食管瘘或食管癌术后吻合口瘘的患者，就要采用导丝引导下的冲洗管及空肠营养管放置术，防止营养剂直接通过瘘口进入胸腔或气管，以及胃内营养剂反流刺激瘘口。

总之，患者和家属朋友们要重视肿瘤介入治疗围手术期的营养支持，配合医生做好营养风险筛查和营养状态的评估。存在营养风险的患者要坚持营养治疗，以有效提升介入治疗效果和耐受性。

第四章

多管齐下：肿瘤患者营养支持有哪些方式

一、吃好一天 N 顿饭：基本膳食

肿瘤患者要想获得充足而合理的营养，"吃好饭"是最简单也最奢侈的解决方法。

说它简单，是因为一日三餐用嘴吃饭，这是我们从小到大最熟悉不过的事情。说它奢侈，则是因为：一方面，肿瘤患者在确诊后的多年里，可能会因为治疗或肿瘤进展，一度或数次发生难以正常进食的情形；另一方面，即使能够正常进食，确保膳食营养均衡充分，满足患者的个体化需要，也不是一件容易的事情。

因此，一日三餐或几餐的基本膳食，说简单也不简单。其中学问，别具乾坤。

基本膳食应符合哪些原则

肿瘤患者的基本膳食，包括普通膳食、软食、半流食和流食四类，形态口感依次更加细软，便于吞咽。其中的普通膳食和我们日常的一日三餐基本一致，而其他的几种膳食都是在普通膳食的基础上，根据不同患者的病理和生理需要，改变食物的烹调方法或质地调配出来的。

无论采用哪一种膳食形态，对于肿瘤患者的营养供应，都应在总热量、蛋白质、无机盐、维生素、纤维素、水分等方面注意均衡且全面。

整体上，肿瘤患者的膳食原则可以概括为七点：

一是每日供给的营养素应达到我国成年人推荐供给量要求；膳食中各种营养素应该种类齐全，数量充足，相互间的比例合理恰当，符合相应的热量和营养素供给量标准，使之既能保持膳食的平衡，又能满足机体营养和治疗的需要。

二是膳食中的热量应当充足，总热量根据患者的基础代谢、食物特殊动力作用、从事各种活动和疾病消耗情况计算，一般每日总热量以在 1 800 ~ 2 600kcal 为宜，以整体人群参考，大约需要每日 2 000kcal。患者和家属朋友们可以根据个体情况进行增减。

三是肿瘤患者应该增加富含优质蛋白质的食物的供给，蛋白质供给的热量应该占到每天总热量的 15% ~ 20%，相当于 75 ~ 100g 蛋白质。其中动物蛋白最好达总蛋白中的 30%，包括动物蛋白和豆类蛋白在内的优质蛋白质共同占到 40% 以上为好。

四是肿瘤患者的膳食中应该包含适量的脂肪和碳水化合物，脂肪供给的热量应该占到每天总热量的 20% ~ 30%，相当于 60 ~ 70g 脂肪，包括主、副食及 20g 左右的烹调油。碳水化合物供给的热量应该占到总热量的 55% ~ 65%，约 450g 左右。

五是注意维生素、矿物质和微量元素的补充，在膳食中摄入一定量的植物性食品，以避免维生素缺乏。

六是摄取一定的食物纤维。食物纤维可以促进肠蠕动，利于有毒物质的排出，并具有降低血脂的功用。因此，每天都应该进食 300 ~ 500g 蔬菜，以获取一定量的食物纤维。

七是保证水的出入量平衡。水是饮食中的重要成分之一。我们每天需要的水量随体重、年龄、气候和工作不同而有差异，一般是每天饮水 1 200 ~ 2 000ml，这其中还不包含我们从食物中获得约1 000ml水分。

而水分排出的渠道也比我们想象的多得多：除了我们以尿液形式从肾排出的约 1 500ml 水之外，还包括从粪便中排出的水分（约100ml）、以汗液形式蒸发的水分（约550ml），以及通过呼吸蒸发的水分（约350ml）。林林总总加起来，能达到 2 500ml。

在整体上，肿瘤患者每天的水出入量应该保持平衡，住院患者尤其如此。

为了帮助大家记忆，我们可以将上述七个原则浓缩成一个二十八字的口诀：

营养均衡热量足，纤维定量增蛋白。

脂肪碳水需适度，水分出入要均衡。

普通膳食应该怎么吃

◆ 普通膳食的特点

普通膳食与正常健康人的饮食基本相似，除尽量避免油炸食物、辛辣和刺激性大的食物外，凡是健康人能食用的食物，基本都能作为肿瘤患者的普通膳食。普通膳食用餐的节奏也和健康人的饮食基本相同，每天分为早、中、晚三餐，每餐间隔 4 ~ 6 小时。

◆ 普通膳食的适应证

普通膳食的应用范围很广，只要是膳食不受限制、不存在消化功能障碍、体温正常或接近正常的肿瘤患者都能进食普通膳食。

◆ 普通膳食的四大原则

一是每日供给的营养素应达到我国成年人推荐供给量要求。

二是满足饱腹感。每餐膳食都应该有适当的体积，以满足患者的饱腹感，避免因饥饿引起身体不适。

三是注意食物多样化和烹调方法，以增进食欲。每日膳食中的食物品种不少于五大类，各餐中主副食多种多样，避免单调。烹调时保持色、香、味、形和美观可口，从而增进食欲。患者常常因为疾病或治疗原因导致口味发生变化，因此食材选取和烹饪手段都可能需要时常调整，来尽量满足患者的口味。

四是适当在每日三餐之间分配膳食和热量比例，即早餐30%，中餐40%，晚餐30%。

◆ 普通膳食中需少食或禁食的食物

一是刺激性食物，如尖辣椒等。二是味道强烈的调味品，如芥末、胡椒、咖喱等。三是难以消化的食物，如油炸食物等。四是过分坚硬的食物，如硬质的水果和油炸食物等。五是产气过多的食物，如乳制品、糖类等。这些食物都应该尽量少吃或不吃。

软食应该怎么吃

软食是质地介于普通膳食与半流质膳食之间的食物，其特点是软烂易嚼，易于消化。

软食适合于发低热的患者、患有肠道疾病和消化不良的患者、口腔有咀嚼障碍的患者及老年人等，其膳食原则主要包括三点：

一是增加富含维生素C的食物，如番茄、新鲜水果等。因为食物在烹饪至软烂的过程中，往往会造成维生素的破坏和流失，因此需要额外补充。

二是食物应该无刺激，易消化，主食以馒头、软饭、面条、粥、豆腐等为主。

三是禁用油炸食物，少食用韭菜、芹菜等含粗纤维的蔬菜，禁忌强烈辛辣的调味品，不用或少用大块的肉、禽、韭菜、豆芽、咸鱼、咸肉和其他咀嚼不便的食物。

半流质膳食应该怎么吃？

半流质膳食是质地介于软食和流质饮食之间的过渡膳食，通常适用于存在发热、口腔疾病、咀嚼困难、胃肠道炎症等症状，消化功能尚不能适应正常饮食的患者。

半流质膳食的膳食原则包括四点：

一是热量需达标，每日供给的营养素应达到或接近我国成年人推荐供给量，其中总热量应达到1 500 ~ 2 000kcal，蛋白质应达到50 ~ 60g。

二是食物应该细软碎，易咀嚼，易吞咽，一般食物都应切小制软。由于半流质膳食纤维较少，患者朋友们根据病情和消化能力可以吃些软荤菜、软素菜及去皮软水果等。但忌用粗纤维、干硬、咀嚼吞咽不便的食物。主食应该以馒头、烂饭、面条、粥等为主。对于需要食用少渣半流质膳食的患者，应该较为严格地限制膳食中的纤维，除过滤的菜汤、果汤、果汁外，不再食用其他果菜。

三是禁用辛辣刺激性食物，避免过冷或过热的食物。

四是少量多餐，每日5 ~ 6餐，每餐食物的总容量为300ml左右。

流质膳食应该怎么吃

◆ **流质膳食的特点**

流质饮食，顾名思义，是呈液体状态或在口腔内能融化为液体的食物。它比半流质饮食更易于吞咽和消化，是一种无刺激性的食物。但是，虽然流质膳食听上去对消化系统非常"友好"，但因为它质地稀薄，提供的营养素不足，因此只能在短期内作为过渡膳食来应用。

◆ **流质膳食的适应证**

流质膳食适用于发高热的患者；口腔、面颊部接受外科手术的患者；急性胃肠炎或食管狭窄等疾病的患者；危重患者和急性感染患者等。

◆ **流质膳食的膳食原则**

一是所有食物都需要制成液体，进口即能融化成液体。

二是每日少食多餐，每日进食6 ～ 7次，每次200 ～ 250ml，总能量不超过1 000kcal。特殊患者应该按照营养师医嘱而定。

三是食物避免过咸或过甜，注意饮食中成酸食物和成碱食物之间的平衡。

四是根据患者病情的不同，调整流质的成分内容。

> **知识卡片**
>
> 成酸食物，是指含有较高的硫、磷、氯等元素，经人体内氧化代谢后，可使体液偏向酸性的食物，如肉类、鱼类等。与之相对地，成碱食物，是指含有钠、钾等金属元素，经人体内氧化代谢后可使体液偏向碱性的食物，如水果、蔬菜等。

在一般的全流质膳食之外，为了适应患者病情的个性化需要，还可以采用清流质、冷流质、忌甜流质等膳食模式。

◆ 清流质膳食

清流质膳食是一种限制较为严格的流质膳食，其中不含导致胀气的食物，相比普通的全流质膳食更为清淡。患者服用清流质膳食，可以给机体提供液体及少量能量和电解质，防止身体脱水。

清流质膳食适用于腹部手术后，需要由静脉输注肠外营养向全流质或半流质膳食过渡的患者，准备肠道手术或钡灌肠之前的患者，以及急性腹泻后需初步进食的患者。但因为清流质膳食的主要成分以液体和电解质为主，所以只能作为严重衰弱患者的初步口服营养。

需要注意的是，清流质膳食的患者，禁食牛奶、豆浆、浓糖及一切易致胀气的食品，而且每餐不宜过多。并且由于其所供能量和其他营养素都不足，所以只能在短期内应用，长期应用则很容易导致营养缺乏。

◆ 冷流质膳食

冷流质膳食是完全冷的、无刺激性的流质食品，适用于喉部手术后最初一两天的患者或上消化道出血的患者。对于这些患者，应用冷流质膳食，不用热食品、酸味食品及含刺激性食品，可以防止伤口出血及对喉部的刺激。

◆ 忌甜流质膳食

忌甜流质膳食不是完全不含"糖"，而是其中的糖类以淀粉、纤维素等多糖为主，忌用单糖浓缩甜食。

这类膳食适用于倾倒综合征患者和糖尿病患者，其膳食原则是尽量减少糖类的食品，少用单纯浓缩甜食、果汁饮料等。可用蒸鸡蛋、鸡汤过箩粥、豆腐脑或稠米汤。

知识卡片

二、特殊的人群吃特殊的饭：特殊医学用途配方食品

"兵马未动，粮草先行"，这是肿瘤营养领域的一个经典比喻。说的就是在抗癌这个战场上，要给患者做好后勤保障，就得先做好营养补充。然而中国抗癌协会的一项研究发现，我国有67%肿瘤住院患者存在中重度营养不良。

这样的患者朋友，基本上相当于不带装备赤膊上阵。

大家会说，那有没有什么装备，能帮我们打赢营养保卫战呢？除了一日三餐这种常规款，是不是也有些升级加强版的装备，能给某些方面特别弱的患者提供额外的加持呢？

这就要提到"特殊医学用途配方食品"（foods for special medical purpose, FSMP）了。

什么是特殊医学用途配方食品

特殊医学用途配方食品，通常被简称为"特医食品"，主要用于影响消化、吸收和代谢的一些特定疾病，或者是类似恶性肿瘤患者这样身体和疾病状态都比较特殊的人群。

这些患者对营养和饮食的需求，往往和一般患者不同，比如需要大量补充某一种营养素，或者是需要进食更易消化的食物。而特

医食品，就是专门针对患者的特殊需求进行加工配制的食品。

但是，这类"特殊的饭"归根到底也只是食品，并不是治病的药物。一般来说，只有当患者的常规饮食不能满足所需要的营养时，才会在医生或临床营养师指导下服用特医食品。

患者可以只服用特医食品，通过它来补充每天所需的全部营养，也可以在服用特医食品的同时吃一些日常食物。具体如何服用，服用多少，配方如何，都是根据患者的病情和需求来确定的。比如普通住院的患者和手术后的患者，需要的营养不一样，所服用的特医食品自然也不一样。

肿瘤患者需要什么样的特医食品

什么样的士兵配什么样的装备。要说肿瘤患者需要吃什么，首先还是要复习肿瘤患者整体的营养特点。用六个字来总结就是："缺蛋白，少脂肪"。

缺蛋白，是因为癌细胞在体内快速生长增殖时，能量消耗很大，会从正常细胞那里抢走大量的营养物质，这其中就包括蛋白质。而常规饮食中含有的蛋白质不一定能够补足需求。

少脂肪，也是类似的原理，癌症导致体内脂肪消耗和分解增多，补充又不足，患者就会消瘦"掉膘"。

因此，肿瘤患者专用的特医食品，首先应该提供充足的蛋白质和脂肪。

目前，常见的特医食品可以分为三大类。

第一类叫全营养配方食品，它适用于需对营养素进行全面补充且对特定营养素没有特别要求的人群。

第二类叫特定全营养配方食品，算是第一类的特殊版，是在相应年龄段全营养配方食品的基础上，依据特定疾病的病理生理变化而对部分营养素进行适当调整的一类食品，单独食用时即可满足目标人群的营养需求。假如患者特别缺乏什么营养素，或者是病情存在什么特殊需要，这类特医食品里面就可以相应地多加点儿什么，重点强化。特定全营养配方食品在必要的时候也可以直接取代日常饮食。肿瘤患者应该优先选用"肿瘤全营养配方食品"。

第三类叫非全营养配方食品，只含有某一种或某几种营养素，如蛋白质组件、碳水化合物组件等，是不能取代日常饮食的，只能作为一般食物的补充。

特殊医学用途配方食品对恶性肿瘤患者有哪些益处

对于肿瘤患者来说，特医食品的益处可以用"三少二强"来概括：损伤少，感染和并发症少，住院时间和费用少；对治疗的耐受力更强，疗效也可能更强。

具体而言，在医生指导下科学服用特医食品可以：

（1）减少损伤：减轻放疗、化疗对患者的杀伤。

（2）减少感染和并发症：提高患者的免疫力，增强对细菌等病原体的抵御力，减少各种治疗的并发症。

（3）减少入院次数和费用：保持良好的营养状态，能够帮助患者更早康复，如使手术伤口更快愈合，从而缩短住院时间，减少治疗费用等。

（4）增加对治疗的耐受力，增强疗效：营养状态好了，患者就更容易承受治疗的不良反应，不容易半途而废，这样也能够保证疗效。

肿瘤患者应该如何服用特殊医学用途配方食品

◆ 哪些患者适合服用特医食品？

肿瘤患者朋友们首先要明确一点：并不是每一位患者都要通过

特医食品来额外补充营养。如果患者营养状况良好，日常膳食营养均衡丰富，那么即使在手术、放疗、化疗期间也不需要额外补充。特医食品的使用对象主要还是已经发生营养不良，或者存在营养风险的患者，这需要由医生来进行评估。但如果患者体重比较轻，近期体重下降迅速，检查指标中白蛋白比较低，就有可能处于营养不良的状态，需要通过特医食品来加以纠正和补充。

但是，特医食品也不是人人都适合。

如果患者不能或不愿经口摄食，有严重的恶心、呕吐或消化吸收障碍，有完全性肠梗阻，消化道活动性出血且血性胃内容物＞100ml，或者严重的胃排空障碍，就不能使用特殊营养食品。

而如果患者恢复了经口进食，营养状况也维持得比较好，则应该考虑尽早停用特医食品。

患者朋友们会问：我怎么知道什么时候该停用呢？还是那句话：听医生和营养师的。

我们前面说过，特医食品应该在医生或临床营养师指导下食用。而在整个服用过程中，也要定期接受医生或营养师的评估。首次服用特医食品1～2周后，就应该由医生进行评估，看看配方是否合适，之后营养评估的间隔可以逐渐延长。如果服用效果不好，或者患者本身的医学状况发生了改变，医生都会根据具体情况指导患者进行特医食品的配方和剂量调整，甚至停用。

◆ 哪些治疗阶段的肿瘤患者需要服用特医食品？

非终末期的手术患者：

对于手术前存在中度营养不良、计划接受大手术的患者，或者是重度营养不良的患者，建议在手术前接受特医食品等营养治疗1～2周。如果预计术后7天及以上仍然无法通过正常饮食满足营养需求，则应该使用特医食品等术后营养支持。

开腹大手术患者，不论其营养状况如何，均推荐术前使用免疫营养5～7天，并持续到术后7天或患者经口进食＞60%需要量时为止。免疫增强型的肠内营养食品应该包含ω-3多不饱和脂肪酸、精氨酸、核苷酸、支链氨基酸、谷氨酰胺等营养素。

非终末期的放、化疗患者：

如果患者已经发生明显的营养不良，在治疗过程中有明显不良反应或者是放化疗严重影响进食，但又不能停止治疗，或中止治疗后长时间内仍不能恢复足够饮食，就应该对患者进行营养治疗。

终末期患者：

此时的营养治疗可能提高部分终末期肿瘤患者的生活质量。重点是应该让患者每天进食更舒服，保证较好的生活质量，而不用过多考虑对治疗的影响。这一阶段患者的营养方案可以比较个体化，配方合适就好；如果是临终的患者，就不必再进行专门的营养治疗，仅需提供适当的水和食物以减少患者的饥饿感。

总而言之，营养治疗是肿瘤治疗中的一线治疗，而特殊医学用途配方食品则是肿瘤患者营养保卫战中的重型武器。希望患者朋友们了解它，善用它。

三、额外营养补起来：口服营养补充

营养不良是一个公共卫生问题，全世界各个国家都在采取积极的措施对其进行有效防治。最近一项全球性综述报告显示，各国医院内的患者及社区居民中营养不良的发生率均不乐观，可谓防不胜防。而患有消化道疾病、呼吸系统疾病、神经系统疾病和恶性肿瘤的患者和老年人更是首当其冲。

如果人的机体是个口袋，营养不良就是给口袋"背后插刀"的凶手：它削弱患者的体质，降低患者的免疫力，诱发各种并发症，让患者的身体功能千疮百孔；它瓦解抗肿瘤治疗的效果，放大不良反应，大把大把的药物装进来，还没起作用就从破洞里漏出去不少。

不难理解，要想为肿瘤的治疗康复做好准备，就得先改善营养状态，把这个漏洞补起来。从营养治疗开始"营"战肿瘤，无论从健康还是经济角度，都是明智的选择。

口服营养补充（ONS）作为一种便捷、有效的营养补充方式，就是营养治疗的首选手段。

什么是"口服营养补充"

顾名思义，"口服营养补充"中，"口服"是形式，"补充"是目的。"服"的是液态、半固体或粉状的营养剂，"补"的是日常饮食中摄入不足的蛋白质、碳水化合物、脂肪、矿物质和维生素等营养素。

一般情况下，当我们从膳食中获得的能量和蛋白质等营养素在目标需求量的50%～75%时，就可以选择口服营养补充作为额外的营养补充，通常的每日补充量为1 673.6～3 765.6kJ（400～900kcal）。

值得一提的是，口服营养补充不仅可以作为三餐以外的营养补充来"锦上添花"，改善患者的营养状态，也可作为人体唯一的营养来源，对存在进食困难的患者起到"雪中送炭"的作用。

口服营养补充服用方便，安全，易于吸收，是营养治疗的首选手段。许多研究均证明，合理使用口服营养补充可以使各类营养不良患者既提升治疗康复效果，又节省治疗成本。

◆ 哪些人可以使用口服营养补充

口服营养补充的适用人群十分广泛，只要是对于能够经口进食且胃肠道结构及功能基本完整的人，口服营养补充都是足以满足其全部营养需求的理想的营养支持手段。

具体而言，适合口服营养补充的人群包括：

存在营养不良或营养风险的各类住院患者；营养不良患者的围手术期准备；能量和蛋白质摄入量较低的患者；慢性消耗性疾病的患者；有咀嚼和吞咽障碍的患者；虚弱或食欲不振的老年人；接受手术或放化疗的恶性肿瘤患者；短肠综合征、肠瘘患者；炎症性肠病、严重的吸收障碍、胃全切除术后、吞咽困难等患者。

也就是说，吃不下、吸收差、消耗大的患者，都可以选择口服营养补充。

其中，恶性肿瘤患者由于疾病本身、肿瘤治疗及情绪心理等因素，有着极高的营养风险，因而格外适合采用口服营养补充对营养风险进行防范和管理。

◆ 哪些人不适合使用口服营养补充

既然口服营养补充安全又普适，是不是所有人都能用呢？

那倒也不是。别忘记，服用口服营养补充的大前提是能够"经口进食"和"胃肠道结构及功能基本完整"。如果患者因肿瘤占位、创伤、严重感染、休克、昏迷各种原因不能经口进食，就无法使用口服营养补充。

同理，如果在消化道方面发生复杂消化道瘘，或者患有腹腔感染、肠梗阻、肠壁水肿、急性期的短肠综合征，以及处于急性期的炎症肠病伴严重腹泻，都暂时无法服用口服营养补充。

围手术期肿瘤患者如何应用口服营养补充?

知
识
卡
片

围手术期,是指从患者决定接受手术治疗开始,到手术治疗直至基本康复为止的一段期间,时间在术前5~7天至术后7~12天。

◆ 围手术期患者为什么需要口服营养补充?

不难想象,围手术期是患者在整个治疗康复中比较"难熬"的阶段。一方面,对疾病和手术的恐慌令人食而无味、夜不能寐,另一方面,手术的创伤疼痛和术前术后的禁食对患者也是严峻的考验。

正因如此,接受外科手术的肿瘤患者群体可谓营养不良的重灾区,营养风险在整个围手术期都会发生,而能量及蛋白质的摄入不足又可以反过来引起机体分解代谢增加,自身组织消耗,体重丢失,术后并发症增加,住院时间延长,器官功能降低甚至病死率增加。

口服营养补充是围手术期营养支持治疗的重要方式。大量临床研究结果显示,口服营养补充对于预防、改善上述营养风险引起的不良后果具有积极作用,能够显著改善肿瘤患者在围手术期的生存质量。

◆ 哪些患者需要手术前后"补一补"?

中华医学会肠外肠内营养学分会指出,术前筛查和评估明确为营养不良的患者,需要进行营养治疗。欧洲肠外与肠内营养学会指南则从四方面提供了更直观的建议,我们可以简单地归纳为20个字的口诀:体重下降快(6个月内体重下降大于10%),血清蛋白低(血清白蛋白低于30g/L),主观感受差(主观综合性营养评估量表得分处于C级),体重指数小(体重指数小于18.5kg/m²,即发生严重营养不良)。

以上四个方面中，如果符合任意一条，就应该在手术前接受7～14天的营养治疗。

◆ 口服营养补充"补"多久?

对于存在营养风险或营养不良且能够经口进食的手术肿瘤患者，在围手术期应尽早开始口服营养补充。

具体而言，如果预计围手术期不能正常进食超过5～7日，或口服进食少于推荐能量和蛋白质摄入的60%，就应该在手术前开始进行口服营养补充，一般至少使用10～14天。而对于手术需求不紧迫的非限期手术患者，如果存在营养风险或营养不良，则应该一直口服至相关营养指标得以改善或可以满足手术条件为止。如果患者是在术后早期恢复阶段无法通过经口进食满足机体的营养需求，就从术后开始进行口服营养补充。

那么补充到什么时候为止呢? 还是患者的营养状况说了算。

在术后，患者应该继续应用口服营养补充，直到能够恢复正常饮食，通过日常膳食摄入达到机体营养物质的目标需求时再停用。对于重度营养不良患者、大手术创伤患者以及需要进行术后辅助放化疗的恶性肿瘤患者，推荐出院后继续应用口服营养补充两周至数月。

◆ 口服营养补充"补"多少?

口服营养补充的推荐剂量是个体化的，但计算的原则是:

饮食和口服营养补允共同提供的能量和蛋白质要满足患者机体日常的推荐需要量，或者除日常饮食外的口服营养补充至少提供每日1 673.6～2 510.4 kJ（400～600 kcal）的能量。

同时，围手术期口服营养补充的使用应根据患者的耐受性采用循序渐进的原则。

老年肿瘤患者如何应用口服营养补充

◆ 老年肿瘤患者，有什么不一样？

老年人在生理、代谢及功能上均会发生一系列改变，机体组成、器官功能以及对能量、各种营养物质和体液的需要量也都会发生变化，使老年人的营养状况和需求存在一定的特殊性。

同时，老年肿瘤患者常伴有糖尿病、高血压、冠心病、慢性阻塞性肺疾病及慢性肾功能不全等各种慢性疾病，存在潜在的器官功能不全、机体生理储备不足、对应激的反应性下降，从而造成身体、精神、心理和社会功能受限。

据估计，有5%～30%的居家老年人、6%～70%的养老院居民以及20%～60%的住院老年患者存在着营养不良或具有营养不良风险。研究显示，老年患者发生营养不良或存在营养不良风险时，将严重影响组织器官功能，降低生活质量，增加再住院率，延长住院时间，甚至增加并发症发生率和病死率，给急、慢性基础疾病的诊治带来了新的困难。

◆ 老年肿瘤患者应用口服营养补充有什么益处？

在饮食和营养状态方面，有研究显示，老年患者在接受口服营养补充后，每日能量或蛋白质摄入总量明显提高，体重增加，瘦组织群丢失减少，机体营养状态得到改善，微量营养素的缺乏也得到了改善。

在并发症和病死率方面，口服营养补充能降低老年患者以及老年手术患者围手术期的并发症发生率和病死率。举例而言，通过提供充足的蛋白质和热量，口服营养补充能够改善组织的修复，帮助老年肿瘤患者增加宝贵的皮下脂肪储备，从而使老年患者闻之色变的压疮发生率明显降低。

在机体功能和生活质量方面，使用口服营养补充的老年患者具有明显的功能性改善和生活质量提高，主要表现为日常生活能力的提升，肌力（如握力）的增强以及疲劳的改善等方面。这就使得老年肿瘤患者更有可能坚持生活自理，并保持一定的轻体力活动。

合并慢性疾病的肿瘤患者如何应用口服营养补充

合并不同慢性疾病的肿瘤患者，对口服营养补充的选择和使用方式也不尽相同。

比如在临床上，慢性阻塞性肺疾病患者应采取少量多次的方式，以避免餐后呼吸困难和腹胀的发生。糖尿病患者应尽量选择升糖指数较低的口服营养补充，以减少餐后血糖的上升。非透析的慢性肾脏病患者需要低蛋白质和低磷的口服营养补充，以避免其对肾造成的负担，而透析患者则需要高蛋白质和低磷的口服营养补充来补偿透析后机体蛋白质的丢失。慢性心脏病患者则需要能量密度更高的口服营养补充，"喝一口是一口"，避免过多的液体量摄入加重心脏负担。

因此，慢性疾病中的营养治疗和管理应注意个体化，根据不同的疾病需要和特点选择相应的口服营养补充来改善机体的营养状态，维护组织器官功能。

康复期肿瘤患者如何应用口服营养补充

肿瘤患者的康复期，是相对治疗期而言的，通常指的是经过手术、化疗、放疗等治疗手段后的恢复期，患者在这个期间主要进行躯体和心理的康复，并重新融入社会生活。

肿瘤康复是一项长期的系统工程，营养管理也需要在个体化的同时注重常态化。口服营养补充能增加肿瘤患者康复期的能量和蛋白质的摄入量，改善营养状态和生存质量，为之后可能发生的放化疗等治疗做好准备。

如果康复期肿瘤患者存在营养风险或营养不良，应首先从营养科医生那里获得与肿瘤营养管理相关的系统知识和专业指导，也就是寻求和接受营养教育，从认知层面迈出改善的第一步。当经口进食无法满足机体营养需要时，则需要尽早服用口服营养补充，并可以考虑使用含有鱼油等免疫营养成分的补充剂。而在接受放化疗之前或之间，更应该结合自身的营养状况进行口服营养补充，避免营养状态的恶化，维持营养素的摄入，增加治疗的耐受性，减少放化疗的中断。

值得注意的是，营养不良或营养不良风险可能伴随着肿瘤患者终生，因此，持续强化科学营养理念对改善肿瘤患者康复期的营养状态至关重要。

肿瘤患者在家庭中如何应用口服营养补充

患者在居家实施口服营养补充时，应牢记一个"稳"字，在开始服用前，先从营养科医生处获得关于口服营养补充的充分指导，了解用量、制剂冲调和饮用方法等，以减少不良反应的发生。

在服用期间，不要贪图"补得快"，而是遵循循序渐进的原则，逐渐加量，分次口服或加入日常饮食中，逐渐递增到目标量。

对于适应性较差的患者，在刚刚开始服用口服营养补充时，可尝试用米汤或面汤"稀释"补充剂，降低其营养密度，以提高耐受性。

四、打通临时生命线：肠内营养（管饲）

人们常说，唯美食与爱不可辜负。但很多时候，患者会伴随吞咽困难、昏迷、气管插管等并发症，进而无法经口进食。其实，这些都是疾病的小把戏，目的就是要断绝我们身体的"粮草"。此时，患者朋友们就需要另外一种肠内营养补充方式——管饲，来把营养制剂输送到胃肠中供给营养。

这一根细细的管子，就成了运粮通道。

管饲有哪些好处

很多患者对管饲有着强烈的抵触，甚至有的患者不满地表示：只有填鸭子才用管子喂呢！

其实，对于确有营养需求和进食困难的患者，管饲倒不失为一种优秀的营养支持路径。

首先，管饲胃肠喂养符合人体正常的生理特性，身体更容易耐受。我们可以这样理解：虽然没能用嘴吃，体会不到食物的美味，但是食物打进来，还是靠自己的胃肠功能消化的，这和健康人是不是差异不大？

其次，肠内营养制剂营养非常丰富，通过管饲，足以满足人体的正常需求。只要胃肠功能好，我们完全可以根据身体需要能"吃"多少就"吃"多少。并且现在我国营养学很发达，还可以根据不同的疾病和体质来选择或配制合适的肠内营养液，做到"私人订制"。

在临床上，根据不同的置管途径，管饲又可以分为鼻饲和胃肠造口置管。

鼻饲：吃饭用鼻不用嘴

一些患者朋友初次看到"鼻饲"二字时不禁心头一紧：鼻饲就是用鼻子吃饭吗？鼻子呛水都很难受，难道还可以吃饭？

这话也对也不对。我们知道，鼻腔和口腔是相通的，那么食物能从口腔进入消化道，就也能从口腔的"上游"——鼻腔进去。只不过不是把食物直接塞进鼻子里，而是将一根营养管经鼻腔插入患者的胃或肠内，然后通过管子注入营养液。

细分下来，鼻饲管又分为鼻胃管和鼻肠管：鼻胃管是将管子插到胃内，而鼻肠管是将管子插到十二指肠或空肠。

◆ 鼻饲有哪些优点和缺点？

鼻饲作为肠内营养的输入方式，具有普及、安全、拆取方便简单的特点，不用手术，各级医院均可开展，而且效果立竿见影。只要把鼻饲管放置下去，患者马上就可以"吃饭"。

但是，鼻饲也有一些不可回避的缺点。"难受"就是其中最显而易见的缺点。鼻腔和咽喉是人体非常敏感的部位，但由于鼻饲管的摩擦，患者会感觉不适，鼻、咽部出血或呼吸道感染的风险也会有所增加。

其次，鼻饲管容易发生移位，可能破坏正常的贲门功能，造成胃食管反流，从而导致吸入性肺炎。如果管子频繁脱落或意外拔出，反复插管也容易引起黏膜损伤。对于接受化疗的头颈部肿瘤患者，鼻饲管的插拔和摩擦可能加重其口腔或咽喉的黏膜炎症。

最后，管子挂在脸上也影响美观，会增加患者的心理压力，造成社交困难。很多患者会因为留置鼻饲管产生病耻感，变得不愿与人交往。

因此，鼻饲管通常适用于仅需要短期（预计置管时间＜4周）使用管饲的患者。

◆ 患者如何选择鼻饲管？

鼻饲管选哪种，关键要看消化道损伤或进食障碍发生的位置。鼻饲管的终端应置于损伤器官的下一个消化道器官。比如，口腔、咽喉或者食管癌患者，可把管子置于胃内，即选用鼻胃管；胃癌、严重胃食管反流、胃动力障碍、误吸风险极高的患者，可把管子置于十二指肠或空肠内，即选用鼻肠管。类似地，有些患者因为恶性肿瘤的中枢神经系统转移而发生吞咽困难，但胃部功能正常，此时可以选用鼻胃管；而有些患者胃部不排空，食物不能"往下走"进入肠道，则需要选用鼻肠管。

但需要注意的是，并不是所有患者都适合使用鼻饲管。患有顽固性呕吐、严重胃食管反流、胃排空障碍、食管炎、食管狭窄的患者，就严禁使用鼻胃管。

而患有远端肠梗阻、小肠吸收不良、小肠运动障碍的患者，不宜使用鼻肠管。

一句话概括就是：胃和胃以上消化器官有问题，不用鼻胃管，胃以下消化器官有问题，不用鼻肠管。

造口置管：为营养打洞开天窗

造口置管，通俗地说就是在肚子上打个眼，把饲管经过腹壁放置于胃部或空肠。造口置管术分为外科手术和内镜引导手术，随着内镜技术的提高，传统的外科手术造口逐渐被经皮内镜下胃肠造口术所取代。与外科手术相比，内镜引导置管就舒服多了。

◆ 造口置管有哪些优点和缺点？

相比鼻饲管，造口置管对患者的鼻咽没有刺激，患者的感受会更舒服。而且由于不刺激食管，胃食管反流减少，吸入性肺炎发生率也降低，头颈部肿瘤放疗的患者也可以选择。

而且，饲管是固定在肚皮上的，不易脱落，也有衣服的遮盖而不影响美观。

由于具备以上优点，造口置管更适用于长期管饲患者（预计置管时间 > 4 周）。

同样，造口置管也存在一些缺点。

首先，造口置管需要胃镜和麻醉，需要在具备手术条件的医院开展，费用也比鼻饲管更高。

其次，造口需要进行定期换药护理，还要保持干燥，这就增加了护理成本。

最后，造口毕竟是要在肚皮上开天窗，并发症较无创的鼻饲管更多，并且存在腹腔感染的可能。

◆ 造口应该开在哪里？

造口管留置在哪里，原则与鼻饲管相似。对于存在呛咳或吞咽障碍，食管肿瘤、食管狭窄或闭锁的患者，以及意识障碍或昏迷的患者，均可选用胃造口途径。对于吸入性肺炎风险高、胃肠道瘘、胃蠕动障碍、重症胰腺炎、重大复杂手术后的患者，应选用空肠造口途径。

但是，存在原发胃部疾病，如胃癌患者，胃排空障碍、顽固性呕吐、严重胃食管反流患者，禁用胃造口。

存在肠梗阻、广泛肠粘连、消化道出血、大量腹水、放射性肠炎或重度炎性肠病的患者，禁用肠造口。

肠内营养是如何输注的

知道了运输"粮草"的路径，下一步，就要谈谈怎么运输的问题。

根据患者的胃肠道耐受情况、喂养管的终端位置、肠内营养液的性质、管饲方式以及营养需要量等因素综合考虑，肠内营养的输注方式大致分为三种：一次性推注、间歇性滴注、连续性输注。

◆ 一次性推注

一次性推注肠内营养液，就是将配制好的肠内营养液通过注射器缓慢推注，经喂养管输入胃内的喂养方法。

这种输注方法适用于胃肠功能正常且病情稳定的患者。推注时要以"循序渐进，由少到多"为原则，每8 ~ 12小时增加推注量60 ~ 120ml，直到达到目标量。根据临床经验，以每次缓慢推注500ml，每天3 ~ 4次为宜。

一次性推注的优点是操作便捷，节约时间，费用也较便宜，接近于正常人的进食习惯。因此，家属朋友们可以多使用这种方法给患者输注营养液。

但要注意的是，如果大量快速推注，会使患者的胃肠无法耐受，从而引发腹胀、腹痛、恶心、呕吐等消化道症状。此时需要暂停10 ~ 15分钟，等到症状缓解后继续推注。另外，肠造口患者不宜使用一次性推注法，因为肠道不像胃部具有强大的扩张性，一下子注入较多液体可能导致肠管扩张，使患者出现腹胀、呕吐、腹泻等症状。

◆ 间歇性滴注

间歇性滴注肠内营养液，是指将肠内营养制剂利用重力作用或通过泵缓慢滴注到胃肠道。这种输注方法很像输液，只是吊瓶里装的不是药而是"饭"，输的位置不是血管而是胃肠道内。

这种输注方法同样适用于胃肠功能正常且病情稳定的患者。输注时要以"由慢到快"为原则。每次可滴注250 ~ 400ml，平均速率在100 ~ 200ml/h，每次可持续1 ~ 2小时，每日4 ~ 6次，滴注时间可接近于正常饮食时长。

与一次性推注相比，采用间歇性滴注肠内营养液的患者耐受性更好，胃肠反应更小；与下面要讲的连续性输注相比，又允许患者拥有更多自由时间，对日常活动的影响较小，患者的生活质量也更高。

◆ 连续性输注

连续性输注营养液，是指营养制剂在重力或输液泵的作用下，连续12 ~ 20小时输注。

这种输注方法适用于不能耐受上面两种输注方式的患者，和因肿瘤治疗或肿瘤负荷造成胃肠道功能障碍患者和危重患者。需要说明的是，对于空肠管饲的患者，仅限使用连续性输注的方法。

在连续性输注营养液时，要以循序渐进为原则，从低浓度、低剂量、低速度开始输注，逐渐过渡至患者可以耐受的程度。推荐方法为从10 ~ 40ml/h开始，如果患者可以耐受，每8 ~ 12小时增加10 ~ 20ml/h，3 ~ 5天可达到肠内营养的需求量。

连续性输注营养液由于输注速度较慢且匀速，因此胃肠反应最小，营养补充效果也最好。同时胃残留减少，降低了误吸的风险。但连续性输注需要肠内营养泵，使用费用相对较高，并且在一定程度上限制了患者的活动自由。值得庆幸的是，随着科学发展，现代的肠内营养泵已发展成便携式，大大提高了患者的适应性和灵活性。

其实对于不能经口进食的患者来说，管饲能让患者朋友们的身体得到充足的营养支持，这对机体功能恢复是十分重要的。因此，管饲虽然令人闻之生畏，却是肿瘤患者重要的临时生命线。

五、营养不只"吃"进去：肠外营养

我们曾接诊过一位结肠癌伴肠梗阻的80岁老人，这位患者以其可爱而耿直的性格，给我们留下了深刻的印象。

为什么说他"可爱而耿直"呢？原来，这位老人因为肠梗阻，需要禁食禁水。于是，主管医师给他开上了"脂肪乳氨基酸葡萄糖注射液"，但老人却天天嚷嚷着要吃饭。医务人员告知他那一大袋乳白色的营养液就是他的"饭"。老人马上反驳了："那你们怎么不吃它，你们为啥要吃饭？"

老人的嗔怪不难理解。毕竟对于很多患者，这种"吃饭"的形式还是第一次见到。在医学上，它有一个专门的名字：肠外营养。

什么是肠外营养

肠外营养，是指通过静脉输液的方式，为无法经胃肠道摄取营养物质，或摄取的营养物质不能满足自身代谢需要的患者，提供包括碳水化合物、脂肪、氨基酸、矿物质和维生素在内的营养素，以抑制分解代谢，促进合成代谢，并维持结构蛋白的功能。

简而言之就是用静脉输液的方式，让"吃不了"和"吃不饱"的患者补充营养。

什么情况下使用肠外营养

在临床上，根据患者的进食状况和营养需求，可以将肠外营养分为两类：

对于因种种原因"不能吃"的患者，使用全肠外营养，即患者所有的营养物质完全由肠外营养所提供。这类患者通常存在胃肠道功能障碍，或处于大手术或创伤的围手术期，与前一章节"口服营养补充"的禁忌证范围大致相同。

而对于营养摄入不足、仅靠日常膳食和肠内营养补充还是"吃不饱"的患者，可使用补充性肠外营养，也就是"部分肠外营养"。需要注意的是，只有当肠内营养无法实施，或即使使用肠内营养和经口进食也无法满足营养需求时，才建议患者使用肠外营养。如果患者胃肠道功能有恢复的可能，应尽量缩短肠外营养的时间。

肠外营养有哪些优点和缺点

肠外营养通过静脉途径给予，操作较简单，护理也轻松。而且可以通过营养液的按需配制实现全面营养的合理配比和均匀输入。并且肠外营养液是在无菌条件下一次性配制的，能减少被污染的可能性。

但是，正如所有的人体器官一样，肠道的功能也是不用则退的。如果长期使用肠外营养，使胃肠道缺乏膳食刺激，总是处于不工作的状态，胃肠道黏膜细胞就可能出现萎缩，黏膜屏障遭到破坏，肠道激素分泌下降，消化酶活性降低，致使胃肠道功能和形态损伤。

因此，一旦胃肠道功能恢复，就应该停止使用肠外营养，过渡到肠内营养和经口进食。

肠外营养如何输入

我们前面说了，肠外营养不是吃进去，而是输进去。肠外营养的输入，按途径又可以分为中心静脉和外周静脉两种。外周静脉则将导管安置在外周小的静脉中，例如双手或前臂的静脉。

◆ 中心静脉营养

中心静脉营养，就是将输入肠外营养液的导管尖端放置在上腔静脉等血流较大的中心静脉中。

中心静脉输入肠外营养液的显著优点是，由于中心静脉血流较大，允许输注高浓度、高渗透压、高体量的肠外营养制剂。比如欧洲《成人肠外营养指南》就规定，如果肠外营养溶液的渗透压大于850mOsm/L，必须使用中心静脉途径。因此，中心静脉输入适合需要中期和长期（＞2周）补充肠外营养的患者。

但这种输入途径也有一些缺点和局限，比如对穿刺技术要求高，易引起机械性损伤，再比如由于导管或输液港埋设时间较长，需要定期维护来防止感染、血栓形成和漏液，整体的费用也相对昂贵。

◆ 外周静脉营养

外周静脉营养，就是将输入肠外营养液导管安置在外周小的静脉中，例如双手或前臂的小静脉。

这种肠外营养液输入途径的优点是操作方便快捷，对技术要求低，基本操作和常规输液差不多，各级医院都能操作，而且费用便宜。如果患者只是短期内（＜2周）需要肠外营养支持，可以选择这种输入方式。

但缺点是，由于外周静脉对渗透压较为敏感，限制了可输入的营养液的营养密度。老患者们都会有体验：输液多了血管壁会逐渐失去弹性，一输入渗透压高的液体就容易渗液、"鼓包"。因此，外周静脉营养容易刺激血管，造成血栓性静脉炎，从而需要细致的监护，往往是作为补充性的营养干预手段。

肠外营养"吃"什么

与我们正常吃饭类似地，肠外营养也有它的食谱。

肠外营养制剂包括氨基酸、碳水化合物、脂肪、维生素、矿物质、水等，要求具有适宜的渗透压和pH，以及较好的相容性和稳定性。一般肠外营养制剂中，碳水化合物提供40% ~ 60%能量，脂肪提供30% ~ 40%能量。

虽然没有肉眼可见的色香味，肠外营养液里的营养却更加"丰盛"和均衡。我们不妨逐一解析一下肠外营养液的主要成分。

◆ 主要成分之一：葡萄糖

葡萄糖是肠外营养制剂中碳水化合物的主要形式。它的主要作用是提供能量来源，而且多余的葡萄糖可以转化为糖原和脂肪贮存起来，从而节省蛋白质的消耗，防止蛋白质分解供能。

但葡萄糖溶液的渗透压较高，如果需要的量较大，建议使用中心静脉输注途径。并且葡萄糖输入速度和输入量也应控制在合理范围，较快或过量地输入可能造成高血糖、尿糖和高渗性脱水，长期过量输入还可造成脂肪肝等问题。

◆ 主要成分之二：脂肪乳

脂肪乳是让患者朋友常见的肠外营养液呈现乳白色的主要物质，主要以大豆油和红花油为原料，通过卵磷脂乳化，形成脂肪乳剂。脂肪乳的核心成分是甘油三酯、磷脂、游离胆固醇和脂溶性维生素。

脂肪乳的主要作用首先是以其较高的能量密度为机体供能。相比氨基酸和葡萄糖，相等剂量的脂肪乳能提供更多的能量。其次，脂肪乳剂是等渗透压制剂，可用于外周静脉途径输入。我们前面说了，外周静脉对渗透压很敏感，用脂肪乳配合高渗的葡萄糖、电解质溶液，可以降低对血管壁的损伤。此外，脂肪乳还可以提供人体需要的不饱和脂肪酸和脂溶性维生素。

临床上使用较多的脂肪乳剂有长链脂肪乳、中长链脂肪乳和结构型中长链脂肪乳，其中中长链脂肪乳和结构型中长链脂肪乳氧化快，清除率高，不易在肝蓄积，因此适用于肝功能异常的患者。

除此以外，目前临床上也会使用一些特殊功能的脂肪乳剂。例如含有橄榄油的脂肪乳剂，其含有适量的ω-6长链多不饱和脂肪酸（20%），可为机体提供充足的必需脂肪酸；并且含有65%的油酸（单不饱和脂肪酸）和大量的α-生育酚，可降低脂肪氧化反应。除此之外，还有含有鱼油的脂肪乳剂，富含长链ω-3多不饱和脂肪酸，可减少机体炎症反应，降低免疫抑制，起到抗氧化、抗炎症的作用。

◆ 主要成分之三：氨基酸

氨基酸是组成蛋白质的基本单位。肠外营养制剂中的氨基酸主要为左旋氨基酸，这是一种人工合成的复方氨基酸溶液，含有充足的必需氨基酸和条件必需氨基酸（即非必需氨基酸）。

氨基酸的主要作用是提供人体酶、结构蛋白、抗体和激素合成所需的重要原材料氮的来源，纠正负氮平衡，帮助伤口愈合。同时，在身体缺乏葡萄糖、脂肪等供能物质的时候，也可以消耗蛋白质来供能应急。

还有一些氨基酸的补充与人体的免疫功能密切相关，比如谷氨酰胺。它是人体内含量最丰富的氨基酸，约占总游离氨基酸的50%，在人体内是转运氨基酸和氮的主要载体，并且是蛋白质和核酸合成的前体物质。大量实验发现，针对恶性肿瘤患者，在营养支持配方中添加谷氨酰胺可能提高患者免疫系统功能，降低炎症反应，维护胃肠道屏障和功能的完整性，改善氮平衡状态等。

◆ 主要成分之四：矿物质

矿物质包括宏量元素和微量元素。

宏量元素是指在人体内含量多、占人体总重量万分之一以上的元素，人体对这些元素的日需求量也相应较高。这些元素包括钠、镁、钙、磷、钾等。有些恶性肿瘤患者朋友因为进食困难、呕吐、腹泻等出现"电解质紊乱"，其中的关键角色"电解质"指的就是这些宏量元素。

宏量元素的作用是帮助调节细胞膜的通透性，控制水分在细胞内外的流动，维持血液的正常渗透压、酸碱平衡和水盐平衡，确保机体的内环境处于稳定状态。

对应宏量元素，肠外营养液中还会配比微量元素，如铁、锌、锰、硒、铜、碘等。它们虽然在人体内含量和需求量极少，但却是必不可少的生理活性物质，每一种都有其特殊的生理功能。例如铁和铜可维持造血功能，锌、锰、硒等是酶和维生素的活性因子，碘促进生长发育以及调节新陈代谢，铬与铜参与蛋白质和糖的正常代谢。

肠外营养中的矿物质应根据患者的生理需求和临床情况进行补给，定期根据监测结果调整供给量。一言蔽之就是：缺啥补啥。

◆ 主要成分之五：维生素

维生素包括水溶性及脂溶性维生素，都是调节体内物质代谢过程中必不可少的元素，缺乏容易导致多种不良的临床表现，甚至危及生命。大多数维生素不能由机体合成，必须从外界获取。

◆ 主要成分之六：水

水是肠外营养液重要的溶剂。患者液体的需要量一般与能量的摄入量相关，肠外营养液中水的需求量大致为1ml/kcal。但临床上会根据实际情况适当增加或限制液体的摄入量，以保证体液平衡。

肠外营养制剂的组成成分看似门类繁多，其实概括起来就是"三大主力军＋两大配合部队＋一个运输载体，三二一"。三大"主力军"，即葡萄糖、脂肪乳和氨基酸；两大"配合部队"，即矿物质和维生素；而一个运输载体则是生命之源和重要溶剂：水。

六大战斗力组成的集团军，在胃肠功能最脆弱的时候，合力保卫我们的身体。

六、营养阻击恶病质：免疫代谢调节治疗

"恶病质"这个词，看上去就让人有种不祥的预感。对于肿瘤患者来说，恶病质也确实是一道鬼门关。

背后捅刀的隐形杀手

在2011年发布的《肿瘤恶病质国际共识》中，"恶病质"被定义为一种"以骨骼肌持续下降为特征的多因素综合征"。它最主要的病理生理学特征是食物摄入减少、营养代谢异常及肌肉萎缩，不仅不能被常规的营养支持逆转，还会逐渐加重机体的功能损害，导致不良的临床结局。

我们印象中的晚期肿瘤患者，往往因为严重贫血面色枯槁，又因为骨骼肌和脂肪的丢失极度消瘦，有些患者还会由于低蛋白血症而出现下肢浮肿——这样的病态，正是恶性肿瘤导致的恶病质的病征。

对于肿瘤患者来说，恶病质具有"高发"和"高危"两个特点。

高发，是说肿瘤患者发生恶病质的概率很高，50% ~ 80%的恶性肿瘤患者会在整个疾病进程中发生恶病质。其中消化道系统肿瘤，如胰腺癌、食管癌、胃癌、肺癌、肝癌和肠癌患者又是"高发中的高发"。

高危，则是说恶病质严重影响患者的生存、治疗和预后。研究显示，10% ~ 20%的肿瘤患者最终因恶病质死亡。在患者与肿瘤的对抗中，恶病质堪称背后捅刀子的隐形杀手。

恶病质是肿瘤疾病进展到终末期时极度消耗的表现，目前，国际肿瘤患者营养指南及共识仍没有非常有效的办法完全逆转恶病质，但通过充足的营养支持和代谢调节治疗，是可以预防和改善恶病质的。

凝望深渊：了解肿瘤恶病质

恶病质不是一种疾病，而是一种病征。目前关于恶病质尚没有国际统一的诊断标准，但我们仍可以根据2011年发布的《肿瘤恶病质国际共识》来了解恶病质发生发展的迹象。

◆ 肿瘤恶病质的迹象

根据该共识，恶病质的发展可以像肿瘤一样分为不同的时期：

第一期是恶病质前期，这一阶段的特征是患者在其他代谢异常（如厌食或血糖控制不佳）的基础上，并非自愿引起的体重下降< 5%。

第二期是恶病质期，即患者在过去6个月内发生超过5%的非自愿体重减轻；或体重指数（BMI）< 20kg/m^2，持续性体重减轻> 2%；或出现肌肉减少和持续性体重减轻> 2%。

第三期是难治性恶病质期，这一时期的肿瘤患者往往因为抗肿瘤治疗无效而发生肿瘤的快速进展，预期寿命少于三个月，血清中白蛋白< 35g/L，C反应蛋白> 10mg/L。

◆ 肿瘤恶病质的成因

产生肿瘤恶病质的原因比较复杂，"炎症"和"消耗"是其中的两个重要机制。

我们知道，肿瘤与免疫细胞互相作用时会产生许多增强炎症反应的促炎因子，如IL-1、IL-6、肿瘤坏死因子（TNF）、热休克蛋白、转化生长因子β或肾上腺髓质素等。这些因子可通过一系列反应，导致骨骼肌、蛋白质和脂肪的分解代谢增加。

同时，炎症细胞因子还可以通过中枢神经系统的内分泌通路，对能量的摄入和消耗进行控制，从而抑制患者的食欲，导致进食减少。

近些年的研究还发现，基因多态性也是肿瘤恶病质发生发展过程中的重要因素。

我们能够拥有千人千面的人类社会，恰是在于每个人的基因中都存在个体化的差异，而每一种肿瘤，甚至相同恶性肿瘤中每一个患者的肿瘤所携带的基因，也有着千差万别。正是这些差别决定了我们中的某些人是否更容易患上某种疾病，以及使用某些药物后的疗效会不会更好。同样，基因的多态性也影响着每一类肿瘤、每一位肿瘤患者发生恶病质的概率和程度。

研究发现，虽然都是恶性肿瘤，但有些肿瘤类型的患者相比之下更容易发生恶病质。比如胶质母细胞瘤患者，营养治疗的效果比其他肿瘤患者差，恶病质的风险自然就更高。即使在同一种恶性肿瘤中，不同的基因型也可以通过改变肿瘤组织和患者体内的细胞因子水平，对恶病质的发生发展产生不同的影响——有些多态性基因能够导致炎症反应增加、体重减轻，就属于恶病质的促进因素，反之，则可能是恶病质的保护因素。

此外，一些激素，如生长激素、胰岛素样生长因子、瘦素、胃促生长素、肥胖抑制素以及脂联素等，也都会通过多种机制和代谢途径，影响恶病质的发生发展。

肿瘤恶病质的代谢调节治疗

我们前面说了，肿瘤患者体内的代谢改变在恶病质形成中起着关键作用。肿瘤患者由于机体炎症及急性应激等因素，代谢特点呈现能量消耗增加、负氮平衡、肌肉分解、胰岛素抵抗、高血糖、高脂血症等变化。而大量事实证明，仅仅依靠营养支持已经不能完全逆转肿瘤恶病质患者的肌肉丢失了，营养治疗与"代谢调节治疗"的联合才是近年来肿瘤恶病质治疗的曙光。

代谢调节治疗的原则，包括减少葡萄糖供给，维持血糖稳定，抑制葡萄糖酵解；提高脂肪供能比，促进外源性脂肪氧化，优先选择ω-3及ω-9脂肪酸；适量提高蛋白质及免疫营养素供给量，酌情选择高支链氨基酸配方及短肽配方等。

近年的研究结果提示，在普通营养支持的基础上，适当使用营养制剂并调整其中糖与脂肪的供能比，补充足量的优质蛋白、鱼油、谷氨酰胺、亮氨酸、维生素等多种药理营养素，更利于改善患者的恶病质及免疫功能紊乱，调节机体免疫力和减少术后并发症。

◆ 能量及葡萄糖代谢调节治疗

我们知道，肿瘤患者的分解代谢水平升高，身体处于高消耗状态。但是，要确定肿瘤患者具体的能量需求却不容易。这是因为，肿瘤患者能量消耗量的异质性远远大于普通人群，患者的身体成分、肿瘤负担、全身炎症状况、棕色脂肪组织激活、体力活动、饮食摄入和治疗方式的变化，都在对患者的能量消耗产生影响。因此，具体到每一位患者的实际能量需求和一般推荐量之间往往存在不小的差异。

研究发现，大多数健康成年人的实测的静息能量消耗（REE）与根据公式测算的值差异在10%以内，但是相当一部分肿瘤患者实测的静息能量消耗与根据公式计算的推荐量差异大大超出10%——实际消耗的能量不是高了就是低了。比如，有一项针对结肠癌患者的研究就显示，62.7%的患者能量需求实测和计算值之间的差异≥500kcal/d，部分患者甚至可能高达500～1 000kcal/d。

简单来说就是：依靠公式计算肿瘤患者的能量需求，可能是靠不住的。

因此，我们建议肿瘤患者朋友们通过间接能量测定法等实测方法确定每天的能量消耗，为营养支持制定更准确的目标。

我们知道，肿瘤细胞特别喜欢糖，为了更多地利用糖来为肿瘤增殖提供能量，它会通过一系列机制使我们的机体发生糖代谢异常、糖异生增加、胰岛素抵抗并发生高血糖（血液中的葡萄糖含量超过正常值）。

而肿瘤细胞代谢葡萄糖的方式和正常细胞不同，其重要特征是在有氧的情况下，将葡萄糖通过糖酵解途径代谢为乳酸。这一代谢路径有利于肿瘤细胞快速增殖，且糖酵解产生的大量乳酸又能导致肿瘤微环境酸化，有助于肿瘤侵袭和免疫逃逸。

由于这个特点，"葡萄糖"成为肿瘤患者代谢调节治疗的重要靶点和研究热点。体外实验显示，减少葡萄糖供给和血糖波动、维持血糖稳定可以抑制肿瘤细胞生长。

然而，对于肿瘤患者来说，想要通过减少糖供应或抑制糖代谢来减少糖供能却困难重重，因为葡萄糖是机体细胞主要的能量来源：喜欢葡萄糖的可不只是肿瘤细胞，我们的大脑和红细胞也只能利用葡萄糖供能。如果完全抑制葡萄糖代谢，正常细胞必然也无法生存，何况，在葡萄糖减少的情况下，狡猾的肿瘤细胞也能通过其他途径获得能量。

所以，综合以上多种因素，目前指南对肿瘤恶病质患者的建议依然是补充充足的能量，以减少体重丢失，并建议以葡萄糖和脂肪双能源供能。对于胰岛素抵抗的高血糖患者，可以考虑适当调整脂肪和葡萄糖的供能比。危重患者每日至少供给葡萄糖100~150g，静脉滴注上限速度应低于每分钟每公斤体重5毫克[5mg/（kg·min）]。

◆ 蛋白质代谢调节治疗

蛋白质是生物体中含量丰富、功能复杂、种类繁多的生物大分子，约占人体干重的45%，细胞干重的70%，是各种生命活动的物质基础。

对于肿瘤恶病质患者来说，蛋白质的代谢处于入不敷出的负氮平衡状态。一方面，广泛的炎症反应和能量消耗使得肌肉蛋白分解代谢水平增加，肌肉萎缩，另一方面，肌肉蛋白分解又导致芳香族氨基酸大量释放到血液中，刺激下丘脑的饱食中枢，引起患者厌食及免疫功能下降。

要给肿瘤恶病质患者补充蛋白质，当然要先确定患者的蛋白质需要量。部分研究发现，肿瘤恶病质患者从饮食中摄入的蛋白质需要大于每天每公斤体重1.5克[1.5g/（kg·d）]，才能保持或改善肌肉减少，而当蛋白质补充与运动相结合时，效果会更显著。因此，欧洲肠外与肠内营养学会（ESPEN）肿瘤患者营养指南建议，肿瘤患者在膳食中应该摄入更多的蛋白质，达到1.2~1.5g/（kg·d），甚至2.0g/（kg·d），以达到蛋白质的正平衡。

但是，补充蛋白质不仅要足量，成分和结构也要合理。

研究表明，只有必需氨基酸对蛋白质的合成代谢起作用，这就提示肿瘤患者摄入的蛋白质应当是优质蛋白质。

比如，蛋白质中近年来备受关注的支链氨基酸（BCAA，包括亮氨酸、异亮氨酸和缬氨酸）就属于必需氨基酸，在氨基酸和能量代谢中起到独特的作用。肿瘤患者的支链氨基酸分解代谢比普通人群增强，而且肿瘤细胞增殖也需要大量的支链氨基酸用于蛋白质合成和氧化分解，因此，从食物中摄入的支链氨基酸就会供不应求。而支链氨基酸的代谢部位主要在四肢肌肉，而非肝，所以大家经常看到肿瘤患者被消耗得四肢纤细无力。这时候，补充支链氨基酸的重要作用就凸显出来：

支链氨基酸能够有效促进肌肉组织蛋白质合成，改善营养不良的肿瘤患者的肌肉损失。在一项晚期腹腔转移性腺癌患者的研究中，医生为两组患者分别输入含有19%和50%支链氨基酸的肠外营养制剂，结果发现，50%组的患者全身蛋白质合成和亮氨酸平衡效果更好。此外，支链氨基酸还有利于改善患者的厌食、早饱等症状，已被作为恶病质患者营养治疗的靶点之一。

而且，亮氨酸的代谢产物——β-羟基β-甲基丁酸酯（HMB）甚至还能"青出于蓝而胜于蓝"，在促进肌肉合成、减轻严重反应方面的作用比亮氨酸更强，是一种安全有效的营养补充剂。不过，由于它对难治性恶病质阶段的患者效果不明显，因此主要用于体重减轻较小（＜5%）的患者。

除此以外，蛋白质补充方式也有讲究。把一天中的蛋白质摄入均衡分布到三餐中，要比集中起来吃一顿更能促进24小时内肌肉蛋白的合成。这就提示我们，营养治疗不能靠搞突袭，更不能"三天打鱼，两天晒网"，而是应该贯彻到每天的一餐一饭中。

值得注意的是，目前的动物实验提示，高蛋白质饮食及补充水解乳清蛋白粉可以抑制患瘤小鼠体内肿瘤的生长，延长小鼠的生存期，但在人体的情况不一定相同，还需要进一步研究来证实高蛋白质摄入的临床效果、可行性以及氨基酸的最佳组成。

◆ 脂肪代谢调节治疗

肿瘤恶病质患者脂类代谢的特点主要表现为：内源性脂肪氧化分解增加，外源性脂肪利用下降，血浆甘油三酯和血浆脂蛋白升高。简单来说就是：虽然在膳食中摄入了不少脂肪，患者依然在掉膘，而且体重在下降，血脂却还在升高。

究其原因，仍然是肿瘤细胞在捣乱。我们身体中发挥免疫功能的巨噬细胞和单核细胞会释放一种名为肿瘤坏死因子（TNF-α）的物质来尝试杀灭肿瘤细胞，但这种因子本身属于促炎物质，会导致激素等内分泌功能紊乱，激活脂肪组织中的激素敏感性脂肪酶（HSL），导致脂肪分解。

针对肿瘤患者的脂代谢特点，营养调节治疗的方向主要包括调整脂肪供能比例和选择合适的脂肪酸两条路径。

在调整脂肪供能比例方面，根据ESPEN指南，对于发生胰岛素抵抗的患者，可以酌情考虑在营养支持方案中提高来自脂肪的能量供给比例，将糖：脂供能比从70%：30%，调整至50%：50%。

在选择合适的脂肪酸方面，可以根据脂肪酸与炎症的关系，优先选择有抑制炎症作用的ω-3脂肪酸及中性脂肪酸ω-9脂肪酸。

ω-3脂肪酸是一类多不饱和长链脂肪酸，包括二十碳五烯酸（EPA）和二十二碳六烯酸（DHA），在油性鱼类中含量相对较高。流行病学研究发现，经常食用深海鱼及其他海产品的人群乳腺癌及前列腺癌、结肠癌的风险明显降低。而对于已经发生恶性肿瘤的患者，补充鱼油（包括EPA和DHA）可减轻炎症反应，降低静息能量消耗，在改善食欲、能量摄入、瘦体重和体力活动方面也有一定的积极作用。

临床研究显示，口服补充ω-3脂肪酸可改善胰腺癌患者的食欲，增加瘦体重，改善体能，且鱼油联合营养支持效果更好。富含EPA的高蛋白质口服营养补充与热量相等但不含EPA的对照补充剂相比，更有助于改善体重和肌肉量。

鉴于大部分临床研究都显示了鱼油（ω-3脂肪酸）在营养支持中的益处、比较可靠的作用机制及较轻的不良反应，ESPEN指南推荐肿瘤恶病质患者单独服用鱼油，或将其作为液体营养补充剂的一部分。

ω-9脂肪酸主要存在于橄榄油、芝麻油、腰果和近年来大受欢迎的牛油果中，其中最重要的成员是单不饱和脂肪酸油酸。这类脂肪酸的摄取可以降低机体的炎症反应，保护细胞不受氧化自由基破坏。

◆ 维生素及微量元素治疗

如果肿瘤患者在某些阶段的饮食摄入相比平时减少1/3以上超过10天，再加上治疗导致的上吐下泻等不良反应，就可能导致宏量营养素及微量营养素的缺乏。

有研究显示，肿瘤患者普遍存在维生素A和维生素E水平的下降，B族维生素、维生素C、锌和硒的缺乏也值得关注。

微量营养素参与营养代谢，较长时间缺乏同样会影响患者的免疫力及生理功能，包括伤口愈合、胃肠动力和黏膜修复等。因此，ESPEN指南建议营养不良的肿瘤患者不仅需要补充宏量营养素，还要同时补充多种维生素和矿物质。具体而言：

（1）在患者饮食摄入不足或受限的情况下，应使用生理剂量的多种维生素及矿物质的补充剂。放化疗患者同样适用。

（2）一般情况下，应避免使用单一大剂量的微量营养素，但特例是维生素D（建议1 600 ～ 2 000IU）及维生素B_1（建议大于75倍每日推荐剂量）。

（3）如需要改善伤口愈合，推荐每天供给维生素C 500 ～

2 000mg，维生素B₆ 10 ~ 15mg，叶酸0.4 ~ 1mg，锌4 ~ 10mg。

（4）如需改善食欲及消化不良，每日三次补充维生素B₁，每次30mg。

（5）明确某种营养素缺乏的患者可以在主管医师或营养师指导下进行个体化补充。

◆ **厌食等相关症状的药物治疗**

不适症状是导致肿瘤患者体重减轻的直接原因，因此，症状管理是肿瘤恶病质管理的重要环节。

影响食欲的症状包括但不限于厌食、恶心、呕吐、早饱、腹胀、便秘、疼痛、焦虑、抑郁和失眠问题。这些问题都应该根据症状管理的临床指南进行治疗。比如对于恶心、呕吐或胃排空延迟的治疗，可以采用止吐或胃肠促动药治疗；对疼痛和抑郁症状的治疗，应该采用镇痛药或心理疗法治疗等。

在肿瘤相关的诸多症状中，厌食导致的进食减少，是影响恶病质患者进食的重要因素，应该进行重点干预。临床上常用于促进或间接改善食欲的药物包括孕激素类药物，如醋酸甲地孕酮，及胃肠促动药，如甲氧氯普胺（胃复安）、莫沙必利等。其中，醋酸甲地孕酮是目前被各国肿瘤营养指南推荐用于肿瘤恶病质相关食欲不振的首选药物。对于这些药物，患者朋友们应该在临床医生和营养师的建议和指导下合理使用。

◆ **肠道微生态调节治疗**

在生命的进化过程中，一些微生物创造并发展出了和宿主之间微妙的共生互惠关系。它们虽小到无法用肉眼观测，却通过千丝万缕的联系，影响着宿主的健康甚至存亡。长期的共同生存使这些微生物早已不只是寄居一隅的过客，而是扮演着宿主某些器官的角色。

这种共生在我们的身体中同样存在。

近年来，越来越多的研究表明，肠道微生物菌群作为一种内分泌器官，具有调节免疫、炎症、代谢等作用，在包括恶性肿瘤等在内的人类慢性疾病的预防及治疗中，发挥着重要的作用。

微生物群影响肿瘤发生发展的机制，与其对机体慢性炎症的调节或对免疫细胞的直接影响有关。目前的研究显示，肠道微生物群可以通过调节肠黏膜免疫细胞的功能来影响机体免疫力，它们产生的代谢产物还可以通过肠脑轴（gut-brain axis）干预我们的中枢神经系统，进而影响食欲、情绪及肌肉细胞的能量消耗。

比如最新研究就发现，肠道益生菌对PD-1类免疫疗法是否起效可能起到重要作用，肠道菌群多样性好的肿瘤患者较菌群单一的患者生存期明显延长。

目前，以移植健康人粪菌为手段的益生菌干预治疗被认为是有效的，但仅仅补充一种或几种大剂量益生菌的效果则乏善可陈，甚至可能导致患者肠道正常微生态的失衡。因此，不推荐盲目补充单一的益生菌。

知识卡片

肠脑轴，是指肠道微生物与大脑之间的生物信号通路，由中枢神经系统、中枢免疫系统和中枢内分泌系统构成。研究发现，肠道微生物可以通过肠脑轴影响我们大脑的功能、情绪和行为。

那么，肿瘤患者能不能靠膳食"吃"出健康的肠道微生态呢？答案是肯定的。只有平衡膳食和多样化饮食，才能培养出多样化的菌群和平衡强大的免疫系统。

此外，也有大量的研究显示，包括低聚糖和膳食纤维在内的某些碳水化合物，能对肠道微生态及免疫力起到调节作用，其原理可能在于肠道微生物群在分解纤维的过程中会产生一种发酵的最终产物丁酸，而丁酸可以控制免疫系统"守门人"人类树突状细胞的成熟，并因此调节机体免疫系统的稳态。而且，膳食纤维和丁酸等短链脂肪酸还能够激活抗炎细胞因子IL-10和IL-22的产生，缓解机体的炎症状态。这或许提示了以植物性为主的饮食可能在免疫方面带给我们的收益。

同时，一些发酵乳制品中富含的乳酸杆菌、双歧杆菌菌株对病原微生物及炎症也有一定的抑制作用，并能通过产生一氧化氮降低癌症风险，对肿瘤细胞也有直接的细胞毒性作用。

总之，微生物群的多样性在免疫系统的成熟、发育和功能中起着至关重要的作用。了解如何更好地控制微生物群，从而对人类免疫系统及其失调进行干预，或许能为提升肿瘤免疫治疗效果提供新的契机。

◆ 氧化损伤调节治疗

氧化损伤，是指机体在遭受各种来自代谢活动和环境的有害刺激时，体内产生了过多的活性氧自由基和非自由基活性氧等高活性分子，即过氧化物超出了细胞的抗氧化能力，使机体氧化和抗氧化系统失衡，从而导致组织损伤的病理生理过程。

1956年，英国学者哈姆纳（Harmna）首次提出自由基衰老学说，认为自由基攻击生命大分子，造成组织细胞损伤，是引起机体衰老的根本原因，也是诱发肿瘤等恶性疾病的重要起因。近期的研究也证实，自由基及活性氧衍生的羟基自由基、亚硝酸阴离子活性氧等确实可以引起细胞染色体损伤，导致细胞癌变。

引起自由基增加的因素有多种，包括暴晒、环境污染、吸烟、肥胖、红肉摄入过多、放化疗、药物、炎症等。相应地，我们机体内也存在两大类可以对抗自由基损伤的抗氧化物质，一类是酶抗氧化物质，包括超氧化物歧化酶（SOD）、过氧化氢酶（CAT）、谷胱甘肽过氧化物酶（GSH-Px）等；另一类是非酶抗氧化物质，包括维生素C、维生素E、谷胱甘肽、褪黑素、α-硫辛酸、类胡萝卜素，以及微量元素铜、锌、硒（Se）等。

正常情况下，机体的抗氧化酶系统具有强大的清除氧自由基的作用，能够阻断自由基引发的生化反应，使体内的氧化还原过程保持动态平衡。但由于肿瘤患者常伴随炎症状态，自由基总在过度产生，而代谢的异常状态又使得氧自由基的清除下降，就可能由此诱导恶病质的发生。

因此，预防抗氧化损伤的可行方法有两种思路，一是通过平衡膳食，补充足量的抗氧化营养素，维持自身抗氧化系统的正常运转。二是减少自由基的产生，包括健康饮食、规律运动、维持健康体重、戒烟限酒等。有研究发现，给恶病质患者补充抗氧化维生素，可以降低炎症细胞因子，改善食欲，增加患者的瘦体重。

需要澄清的是，自由基是把双刃剑：它本身具有重要的生物学作用，既是细胞实现功能的基础，也是导致细胞损伤的重要原因。类似地，活性氧（ROS）在抗肿瘤中也有着"双面性"，少量的活性氧是调控细胞正常生理活动的重要信号分子，高水平的活性氧则会作用于包括DNA在内的生物大分子，导致其损伤，破坏其功能，增加肿瘤发生的风险。如果活性氧不断积累，超过死亡阈值，还会导致细胞凋亡——对正常细胞和肿瘤细胞都是如此。

由于活性氧的这一特性，在临床上，也就渐渐出现了通过提高活性氧水平诱导肿瘤细胞凋亡的化疗药物，有一些放射治疗也会通过促进活性氧的过度累积，发挥其杀伤肿瘤细胞的作用。

自由基、活性氧等氧化物亦正亦邪，就让抗氧化营养素的角色显得正邪难辨了。目前，抗氧化营养素是否会影响放化疗的效果还是一个有争议的话题。

比如，有研究发现，抗氧化治疗对免疫反应存在有益影响。我们免疫功能的正常维持需要许多营养物质，如各种必需氨基酸、脂肪酸、叶酸、维生素A、维生素B_6、维生素B_{12}、维生素C和维生素E，也需要铜、铁、锌、镁和硒等微量元素，而这些微量营养素中，有许多都具有抗氧化和免疫增强作用。有观点主张，通过抗氧化治疗补充这类抗氧化物质，对强化我们的免疫系统具有一定的积极作用。

然而，也有研究显示，在化疗之前和化疗间期服用高剂量抗氧化剂（维生素A、维生素C、维生素E、类胡萝卜素和辅酶Q_{10}）的患者，乳腺癌复发的可能性将增加41%，死亡风险也增加40%。

补充抗氧化营养素对肿瘤治疗到底有利还是有弊，到现在还没有一个明确的结论。

因此，指南建议健康人及肿瘤手术及放化疗患者尽量从食物中获取维生素、矿物质和抗氧化剂，不建议常规性地大剂量补充单一的抗氧化营养素。

◆ 药理营养素治疗

药理营养素，是指在急、慢性炎症状态下，具有调节代谢及免疫功能、维护肠黏膜屏障与影响内分泌功能等特殊作用的营养素。这类营养素包括ω-3脂肪酸、乳清蛋白、亮氨酸、精氨酸、谷氨酰胺等蛋白质、肽类，大剂量维生素、微量元素、纤维素及某些植物化学物等。

医学界对于药理营养素的研究已经进行了几十年。近年来，药理营养素因其在肿瘤恶病质等代谢调节治疗方面的特殊作用，已成为癌症及恶病质治疗的研究热点。部分药理营养素治疗方法在动物研究及部分随机临床研究中也已经取得初步成效。

研究显示，多种药理营养素联合治疗的效果好于单独应用某种营养素的效果。比如ω-3多不饱和脂肪酸、谷氨酰胺、亮氨酸及其代谢产物、左卡尼汀、维生素D等药理营养素，结合运动、心理疗法等手段，对于改善患者食欲、减少肌肉丢失的临床效果明显好过单一的营养支持或药物治疗。

◆ 运动治疗

除了膳食，运动也是肿瘤恶病质治疗的重要组成部分。很多研究都发现，适量的有氧运动和抗阻运动可以减少肿瘤恶病质患者的炎症指标，增加蛋白质合成，改善肿瘤相关的疲劳。

无论肿瘤患者是否已经发生恶病质，运动计划都可以起到改善生活质量的作用。一项研究表明，持续三个月的锻炼计划能够对头颈部肿瘤的恶病质患者产生明显的益处，随着瘦体重的增加，患者的肌肉力量和生活质量都得到了提高。类似地，一项乳腺癌幸存者的研究报告也提示，运动训练能够缓解患者的炎症状态。

肿瘤恶病质运动治疗的目标是增加瘦体重，增强机体功能活动，减少静息能量消耗，改善疲劳状态。运动干预的强度和时间都应该根据患者的身体状况及时调整，并且在运动后及时补充必需氨基酸和碳水化合物，从而更好地促进肌肉蛋白的合成。

◆ 多模式联合治疗

肿瘤恶病质是一个凶险而狡猾的敌人，这就要求我们不能简单化地应对，而是要采取多维度的干预策略，整合多模式，联动多学科，关注个体化。目前，"营养＋运动＋药物＋心理治疗"的多模式联合治疗是公认最有效的治疗方法，多学科的医疗团队、患者及家属都应该参与其中。

在对肿瘤恶病质患者进行个体化营养治疗前，首先要对恶病质状态进行适当的分期，尽量在早期提供营养、代谢、药理学等专业支持，并在恶病质综合征的每个阶段应用适当的治疗。同时，也要结合患者的个体情况，对不同的促恶病质机制和病因进行评估和"排序"，包括饮食摄入、肿瘤分泌因子、细胞因子、内分泌缺陷（如胰岛素抵抗或性腺功能减退症）、肿瘤合并症、药物治疗、心理社会因素或症状（如疼痛、抑郁）等因素，看看哪些是导致患者恶病质的主要因素，以便有的放矢。

总之，恶病质就像一场野火，一旦烧起来就很难停下，预防才是最好的应对。建议所有属于高危人群的患者朋友都能主动进行营养筛查和评估，尽早发现营养风险，尽早进行营养干预，以减少甚至扭转营养不良状况，提高生存质量和生存期。

第五章

去伪存真：肿瘤患者有哪些
常见营养误区

◆ "超级防癌食物"真的存在吗

大家在网上，经常会看到一些吸引眼球的"超级防癌食物"名单。细细考量这些食物，不外乎几大类：

一是这种食物里的某种营养成分被认为能降低肿瘤发生风险，比如富含 ω-3 多不饱和脂肪酸的三文鱼、金枪鱼等。

二是富含某些具有抗癌活性的天然植物化合物的蔬菜或水果，比如白藜芦醇、萝卜硫素、大豆异黄酮、番茄红素、玉米黄素等有一定抑制肿瘤的作用，因此富含这些天然化合物的食物，如葡萄（籽）、花椰菜、豆类、番茄等就被认为具有防癌作用。

三是富含膳食纤维的食物，如全麦。由于膳食纤维在一些研究中被认为能够降低结肠癌的风险，所以这类食物就被认为是抗癌食物。

深究下去不难发现，很多网络文章往往以偏概全，仅因为某些成分被细胞和动物试验证实有抗肿瘤效果，就推断含有这些成分的食物是"超级抗癌食物"。

实际上，肿瘤的发生受到来自基因、环境、食物、心理等多方面因素的影响，在其他条件相同的情况下，保持健康、均衡的饮食肯定能降低某些肿瘤的发病风险，但这并不是依赖某一种食物来实现的。不同的食物可能具有不同的降低肿瘤风险的营养素，最终还是要靠摄入均衡的营养和保证健康的体重（不过胖也不过瘦）来防范肿瘤。仅仅迷信单一或少数的"超级防癌食物"不仅缺乏依据，还有可能弄巧成拙，导致某些营养素的缺乏。

◆ 营养好会"喂养肿瘤"吗

不会。目前没有证据显示营养会促进肿瘤细胞生长，反而减少或停止营养支持，会使肿瘤细胞大肆掠夺正常组织细胞营养，进一步加重营养不良、组织器官受损和免疫功能抑制，从而降低肿瘤患者生活质量，甚至加快患者死亡。合理的营养支持对改善患者营养状况、增强患者体质、提高治疗效果、改善生活质量及延长生存时间等都有积极作用。目前国际各权威指南均明确指出，不能因为担心"营养会喂养肿瘤"而减少或停止合理的营养支持。

但是，值得关注的是糖对肿瘤的影响。

此处所说的"糖"是指经过加工后的精制糖，而不包括水果、蔬菜中含有的天然糖。在饮食中少量添加精制糖是可以的，但摄入大量的糖可能会有促进肿瘤细胞生长的风险，因为糖是肿瘤细胞格外喜爱的能量来源。

此外，高糖饮食会导致血糖和胰岛素水平升高，对于有胰岛素抵抗的人群来说，高胰岛素水平会增加结直肠癌或其他肿瘤的风险。而且，高糖饮食会增加能量摄入，长时间能量摄入大于能量消耗，可能导致超重或肥胖，尤其是体脂肪率增加。从肿瘤预防的角度，肥胖，尤其是向心性肥胖（又称腹型肥胖）与乳腺癌、结直肠癌、膀胱癌等肿瘤的发病风险增加相关。因此，美国癌症研究所建议应该限制精制糖的摄入，女性每天不超过25克，男性每天不超过38克。并且尽可能选择血糖生成指数低的糖类，以降低其健康成本。

需要厘清的是，肿瘤患者在抗肿瘤治疗阶段因为食欲下降、厌食等，可能阶段性地喜欢白米粥、藕粉等高碳水化合物食物，这些食物在人体内都会水解代谢为糖。从增加患者能量的角度来说，阶段性地增加这类食物的摄入问题不大，但肿瘤患者还是要以丰富食物多样性、增加高蛋白质食物等科学的膳食模式为目标。

◆ 不吃饭能饿死肿瘤细胞吗

不能。有患者轻信，如果不吃饭，肿瘤细胞就会因为没有营养供给而饿死。按照这个观点，恐怕先饿死的不是肿瘤细胞，而是肿瘤患者自己，而最终的死亡原因也不是受肿瘤所累，而是因为严重的营养不良。

我们知道，正常组织细胞和肿瘤细胞都需要营养。当我们饥饿时，正常细胞会因缺乏营养来源而萎靡，但肿瘤细胞的"路子"却"野"得多，能够更加疯狂地掠夺机体储备的营养，导致出现体重下降、营养不良，甚至使患者发生恶病质。因此，我们的身体比肿瘤细胞更依靠合理的膳食营养。

那么，有没有只供给正常细胞、不供给或少供给肿瘤细胞的食物呢？这就要提到被称为"饥饿疗法"的生酮饮食。

生酮饮食是一种高脂肪、低碳水化合物、适量蛋白质和其他营养素的配方饮食。既然肿瘤细胞的增殖主要依靠葡萄糖酵解来快速提供能量，生酮饮食就通过限制碳水化合物摄入来限制肿瘤细胞的能量来源，同时依靠线粒体中的脂肪酸氧化为健康细胞提供能量。不过，这种膳食疗法虽然在治疗儿童难治性癫痫方面效果显著，却还没有足够证据显示可以广泛应用在肿瘤患者中。同时，由于生酮饮食疗法属于高脂饮食，对血脂水平有一定影响，因此，即使采用规范化的抗肿瘤治疗联合生酮饮食疗法，也建议在治疗有效以后过渡到常规膳食模式，不能长期采用生酮饮食疗法。

◆ "酸碱体质"的说法有依据吗

没有依据。人体的血液酸碱度（pH）维持在7.35 ~ 7.45之间，由于机体组织内有数以万计的生化反应均需要在精确的酸碱度范围内才能正常发生，因此，人体有非常精准的系统，包括缓冲体系来调节和维持稳定的酸碱度范围，绝不会因为饮水和进食的种类而发生大的波动。相反，如果机体的酸碱平衡发生改变（如在疾病等特殊情况下），则可能引发酸中毒或者碱中毒，甚至可能威胁生命。

需要强调的是，即使我们喝的水、吃的食物本身的酸碱度有很大差异，这个差异也不可能到达肿瘤细胞周围。具体说来，我们摄入的饮食在最终到达肿瘤细胞前，要经历一个漫长的路径：首先经过胃酸的消化，再经过肠道的进一步消化和吸收，此时食物已经变成了短肽、氨基酸、脂肪酸、单糖、维生素、微量元素等小分子物质，这些物质还要进入血液的稳定的酸碱体系中，与机体自身代谢产生的物质（比如骨骼肌分解产生的氨基酸，红细胞破坏产生的铁等）一起，再次被机体正常细胞及肿瘤细胞利用。想通过喝水以及进食酸碱度不同的食物来穿透这一整套机制、改变肿瘤细胞微环境的酸碱度是不切实际的。

◆ 营养补充剂能防癌吗

服用营养补充剂是日常膳食之外的一种辅助手段，用以补充人体所需的氨基酸、维生素、矿物质等，只是发挥辅助作用，不能替代药物。根据中国营养学会发布的《中国居民膳食指南》，每人平均每天应该摄入12种以上的食物，每周摄入25种以上，而且各种食物需要均衡配比，才能满足人体对能量和各种营养素的需求。

也就是说，平时只要做到平衡膳食，就不需要额外服用营养补充剂。但对于特殊人群，比如处于生长关键阶段的婴幼儿和青少年、孕妇，以及身体中营养物质流失加速、吸收能力减弱的老年人，或者因为营养素缺乏已经出现一些警告信号或症状的人群，还是需要根据实际情况适量给予营养补充剂。至于究竟补什么、补多少，则建议大家咨询专业营养师或医生，经过膳食、营养指标和体征等评估，制定并执行合理的补充方案。

需要注意的是，盲目服用营养补充剂并不会达到预防肿瘤的目的，甚至有可能适得其反。

◆ 轻断食可以降低化疗不良反应吗

轻断食是近几年新兴的一种饮食时尚。近年来，针对轻断食的科学研究也逐渐进入大众视野。在一项为期6个月的小鼠研究中，科学家发现，周期性地禁食2～4天，会促使小白鼠体内的干细胞再生新的白细胞，进而重建了免疫系统。还有研究者认为，恶性肿瘤患者在化疗前禁食72小时，可以减轻化疗的不良反应，而这可能就和禁食促进干细胞再生有关。除此之外，发表在《细胞》杂志子刊的一项研究显示：二甲双胍＋轻断食，可以显著抑制肿瘤生长。以上研究均提示轻断食可以给肿瘤疾病模型小鼠带来一定的益处。

不过动物实验结果不能直接对应于人类，直到目前，国内外都还没有针对肿瘤患者制定出规范的轻断食方案。而轻断食虽然可能带来一定的益处，风险却也相当明确，包括加重肿瘤患者营养不良状况，延缓伤口愈合速度，降低免疫功能，增加感染风险等。

总体而言，目前针对轻断食的研究尚有争议，整体受益仍不确定，且风险难以把控。因此，不推荐肿瘤患者自行尝试轻断食。

◆ 吃了蛋白粉，肿瘤细胞会长得更快吗

不会。肿瘤生长会使机体处于高代谢、高消耗状态，机体蛋白质分解代谢增强，蛋白质缺乏。此时，正需要摄入更多的蛋白质来满足代谢需要，修复受损的组织并提升免疫功能。没有证据证明食用蛋白粉会造成肿瘤细胞生长加快。但是，摄入过量的蛋白质会增加肾的负担，对于肾功能损伤的患者更需要注意。

◆ 吃素能防癌吗

这个问题要从两方面来看。素食主义主要分为纯植物素食、蛋奶素食和半素食等。最好不要做纯植物素食主义者，因为人体所需的营养物质，单单从素食中是无法得到充分满足的，尤其是肉、蛋、奶里含有的丰富的维生素 B_{12}，更是纯素食中无法获取的。而维生素 B_{12} 对于人体来讲，又是必需的。此外，纯植物素食的人很容易出现缺钙、贫血等问题，这些都是由于缺少动物性饮食所导致的。何况，虽然已经有证据表明以植物性食物为主、动物性食物为辅的膳食对于预防心脑血管等慢性疾病是有益的，但并没有充分证据证明纯素食的膳食模式能有效预防癌症。

与此同时，在肿瘤患者处于肿瘤发生、发展时的高代谢状态，及手术、放化疗等抗肿瘤治疗期间的高应激状态时，能量消耗和蛋白质需要量都显著增加。此时，如果只是单纯的素食，是完全无法满足营养需要的。这样不仅不能有效帮助肿瘤患者增强免疫力，提高对治疗的耐受性，改善生活质量，反倒是大大增加了肿瘤患者发生营养不良的风险，影响其预后及临床结局。因此，针对肿瘤患者而言，摄入肉、蛋、奶、豆类等富含优质蛋白质的食物是十分重要和必要的。只有这样才能有效帮助肿瘤患者在接受抗肿瘤治疗后快速康复。

总之，无论是以素食还是荤食为主，都要做到合理搭配饮食，保持营养物质均衡，不能偏食和挑食，这才是身体健康的关键。如果盲目听信吃素可以防癌的谣言，导致机体营养缺乏和失衡，反而会造成各种疾病的发生。

◆ 只要不消瘦，掉些体重问题不大吧

肿瘤患者应保持适宜且稳定的体重，体重下降要及早咨询临床医生或营养师。有些患者觉得只要外形没有消瘦，掉一点体重问题不大，这个观点是片面而危险的。

患者朋友们经常故作轻松地把消瘦笑称为"掉膘"，仿佛在大家的印象中，消瘦消耗的都是脂肪。其实，肌肉的消耗危害更大。肌肉的减少不仅会导致患者虚弱乏力、运动能力下降，还会使患者对抗肿瘤治疗的耐受性降低，从而更容易发生治疗的中断。因此，患者朋友们不仅要关注体重，更要关注瘦体重，也就是主要由骨骼和肌肉构成的体重。

那么，有没有可能患者并没有明显消瘦，肌肉却在悄悄流失呢？

答案是肯定的。其实，不只是肿瘤患者，一般的老年人也会面临肚子越来越大、肌肉越来越少的情况，这在医学上称为"衰老性肥胖"。由于肌肉的比重比脂肪大不少，所以，当身体中脂肪与肌肉的比例逐步发生变化时，是可能出现人没消瘦、体重却降低的情况的。而对于肿瘤患者来说，由于能量代谢紊乱、内分泌改变、活动量减少等因素，骨骼肌被脂肪挖墙脚的可能性更高。

因此，患者朋友们一方面要在均衡膳食、充足营养的基础上坚持适度的抗阻运动，给肌肉一个经常锻炼的机会，另一方面要经常关注体重变化，在体重持续减轻或减轻幅度较大时及时向医生和营养师寻求专业帮助。

◆ 有机食物比普通食物更健康吗

随着科技的发展和生活水平的提高，人们对食物的要求也越来越严苛，更多人愿意选择"有机食物"，哪怕付出更高的价钱。那么，有机食物真的更健康吗？

要回答这个问题，我们首先要了解"有机"是什么含义。

根据我国有机产品国家标准，有机食品需要满足一系列严格的生产标准，包括物种未经基因改造，生产过程中不得使用化学合成农药、化肥、生长调节素、饲料添加剂等物质。标准对于水质、空气、生态环境也做出了许多细致的要求，比如生产基地需要远离城区、工矿、工业污染源等。

不难看出，有机食物与普通食物最主要区别就是生产过程的控制，但在营养成分上其实没有太大的区别。英国食品标准局曾对过去55项相关研究进行汇总分析，发现在营养质量方面，有机食物并没有比普通食物更"健康"。因此，我们应该更关注选择"新鲜""安全"的食物，并遵循《中国居民膳食指南》的建议，保证食物多样、合理搭配等，而不是把关注点落在"有机"上。

◆ **乳腺癌患者使用亚麻籽安全吗**

近20年来，亚麻籽受到医药界的重视。人们先是发现它富含ω-3多不饱和脂肪酸，又发现其含有对人体有重要保健作用的木酚素，因此，美国国家肿瘤研究院（NCI）已经把亚麻籽作为6种抗癌植物研究对象之一。

乳腺癌患者关注亚麻籽，主要是因为木酚素属于植物类雌激素，是一种与动物雌激素结构相似的生物活性物质。木酚素在亚麻籽中的含量取决于亚麻的品种、种植气候和生态条件。近年的研究发现，木酚素在预防糖尿病及心血管疾病、发挥弱雌激素及抗雌激素效应、降血压、调节胆固醇代谢、抗艾滋病病毒和抗肝炎病毒、预防和治疗激素依赖肿瘤等方面都能发挥重要作用。相关动物研究发现，亚麻籽和亚麻籽油不会干扰治疗雌激素受体阳性乳腺癌的药物他莫昔芬，反而会增强其在小鼠上的效果，而亚麻籽与黄豆一起吃，在降低乳腺癌的发病风险方面比单独食用黄豆更有效。因此，目前的证据显示，食用亚麻籽对于乳腺癌患者并没有不良影响。

◆ 肿瘤患者适合多吃蝉蛹、燕窝补营养吗

燕窝是金丝燕等雨燕目的鸟类将消化腺分泌物与绒羽一同筑造而成的窝巢。由于其形态酷似陆地上燕子的巢，因此被赋予"燕窝"之名。从现代营养学角度分析，每百克干燕窝中含有蛋白质49克、碳水化合物3克、水分10克以及少量的矿物质钙、铁。不过，燕窝当中虽然蛋白质含量不低，但大部分是上皮细胞分泌的黏蛋白，也就是我们俗称的"口水"，仅含有一种人体必需氨基酸。人体所需的另外七种必需氨基酸在燕窝中含量甚少，因此，燕窝并不是优质蛋白质的来源。

蝉蛹又称知了猴、鸡鸟猴，是我们熟悉的蝉尚未脱壳的幼虫。蝉蛹体内含有丰富的营养物质，蛋白质含量为68.83%，脂肪含量为9.15%，不饱和脂肪酸占总脂肪酸的77.27%，还含有17种氨基酸、9种矿物质元素，每克中黄酮和多酚含量分别为8.22mg和25.23mg，是一种高蛋白质、低脂肪的食物。但是，蝉蛹所含的蛋白质氨基酸比例和人类相差较大，属于非优质蛋白质。因此，虽然可以吃，但是不如鸡蛋、牛奶等食物的蛋白质利用率高。

◆ 肿瘤患者怕凉，酸奶加热后益生菌死掉还能吃吗

试验表明，刚从冰箱里拿出来的酸奶样品和室温下放置24小时后的样品，所含有的菌数差异是比较小的。酸奶在室温下放置几个小时，温度回升后，并不会产生有害的微生物，而且酸奶发酵用的保加利亚乳杆菌和嗜热链球菌都喜欢在40～42℃的温度下繁殖发酵，因此，酸奶加热到50℃左右是可以耐受的。不过如果加热的时间长了，或温度过高，菌数还是会比较快地下降。好在，加热后酸奶里的蛋白质、钙、维生素等营养的含量、质量并没有多大的变化，喝下去以后，照样能被胃肠吸收利用，肿瘤患者同样可以

从中获益。因此，关于"酸奶加热后营养价值会降低"的说法是不准确的。

◆ 喝汤能补充营养吗

不能。很多肿瘤患者及家属朋友都认为炖汤的营养价值很高，"所有的营养精华都在汤里"，所以"患者喝汤，家属吃肉"的情形也经常上演。事实上，食物的营养成分中只有一小部分会溶解到汤里，并且还会受到盐浓度和熬汤时间的影响。经科学测试发现，炖汤里的成分主要是较多的脂肪、嘌呤、维生素和无机盐，汤的营养只有原料的5%～10%，而患者需要的大部分营养物质（特别是蛋白质）都是在肉里的。

如果经常喝这种富含嘌呤的老火靓汤，必然会对患者的健康造成严重影响，比如对于有高尿酸血症的血液淋巴肿瘤患者，就可能会诱发和加重其肾损伤，或引起痛风症状。尤其对于肿瘤患者来说，如果只想靠喝汤来补充营养，却把其中的肉类弃之如敝履的话，很可能导致蛋白质和能量的缺乏，进而引发或加重营养不良。

可见，汤并不是良好的营养来源。

当然，对于因疾病限制而只能进流质饮食的患者，根据情况是可以适量喝汤的，但汤的热量较低，不宜长期食用。一旦进食流食的患者出现能量和蛋白质摄入不足，应当及时咨询专业营养师，并遵医嘱采用特殊医学用途配方食品。这类食品营养密度高，营养素齐全、均衡，可以作为肿瘤患者长期营养补充的选择。

◆ 肿瘤患者体重下降正常吗

对于肿瘤患者来说，由于摄入减少、能量消耗增加、脂肪和骨骼肌大量消耗，很容易造成体重下降和消瘦。在不同的肿瘤患者中，白血病、乳腺癌、淋巴瘤等非消化道肿瘤患者的体重下降发生率较低，而胃癌和胰腺癌患者体重下降的发生率最高。即使是同一种肿瘤，由于不同的亚型和进展程度，患者发生体重减轻的程度也不相同，并随疾病的进展而逐渐加重，最终可能发展为恶病质。

体重下降、营养不良的患者，机体对化疗药物的吸收、代谢和排泄都可能发生障碍，进而导致化疗药物毒性增加，不良反应加重，抗肿瘤治疗的效果大打折扣。因此，出现恶病质的肿瘤患者通常生存时间较短。

肿瘤患者体重下降是一种常见但不正常的症状。一旦发生，就需要及时干预，予以纠正。患者朋友们需要通过各种方法保持标准体重，包括充足的膳食营养、适度的体育运动、积极的营养补充以及合理的用药等。因此，要尽早对肿瘤患者开展营养风险筛查和评估，对于已有营养风险或存在营养不良的患者，应根据营养不良的五阶梯治疗原则予以营养支持与干预。

◆ 肿瘤患者能饮酒吗

不能。发表于科学期刊《成瘾》（*Addiction*）的一项研究显示，酒精会直接导致乳腺癌、结肠癌、肝癌、食管癌、直肠癌、喉癌和口咽癌几种癌症的发病风险升高。因此，世界卫生组织及国家癌症中心的研究都警示肿瘤患者：不能饮酒。

不难想象，在"酒文化"源远流长的中国，很多饮酒、劝酒的人都会把"适度饮酒有益健康"挂在嘴边。然而，权威医学杂志《柳叶刀》2018年发布的一项研究明确表示：错了！饮酒不能带来任何健康收益。

这项研究的样本量达到了惊人的2 800万人，是迄今为止关于饮酒的研究中样本最为广泛的。数据分析显示，在全球每年因各种原因死亡的3 200多万人中，饮酒直接导致了280万人的死亡，是第七大致死和致残因素。而对于50岁以上的人群来说，饮酒导致的死亡风险主要和恶性肿瘤关系最大。即使少量饮酒，也能够增加罹患肿瘤的风险。

因此，虽然医生们常说"离开剂量谈毒性，都是耍流氓"，但对于酒精，安全剂量就是零。肿瘤患者更要严格管住嘴，远离酒精。

◆ 治疗期间，需要补充维生素和保健品吗

治疗期间，补充任何膳食补充剂或保健品都需要征求肿瘤科医生或临床营养师的意见，不建议随意补充。先不说绝大多数的保健品最后都变成了智商税，光是滥用维生素和保健品的不良反应就能让人掏钱的手慢上半拍：有研究表明，放疗、化疗期间补充大剂量抗氧化维生素会增加患者肿瘤复发和死亡风险，而胡萝卜素、维生素E等我们通常认为有益于人体健康的营养素，如果大剂量摄取，还会增加某些肿瘤发生发展的风险。

当然，很多肿瘤患者在治疗期间会发生营养素和热量摄入不足的问题。患者朋友们应该在每次复查随访或出现食欲不振、饭量减少、消瘦等症状或体征时向医生或营养师寻求专业帮助，在营养风险筛查评估的基础上进行口服营养补充或补充特定营养素。

◆ 放疗后虚弱疲累，这正常吗

单纯放射治疗一般不会导致虚弱疲累。如果放疗联合了化疗，有可能导致虚弱，这属于正常反应。如果程度比较严重，就需要进行全面的检查和评估，看是否因为药物不良反应导致骨髓抑制、白细胞减少或贫血等情况的发生。

◆ 什么是谷氨酰胺？它对治疗肿瘤有帮助吗

谷氨酰胺是人体内含量最丰富的一种氨基酸，能够为人体内增殖比较快的细胞提供营养，而胃肠道黏膜细胞恰好就属于增殖更新较快的细胞。肿瘤治疗过程中可能会出现胃肠道黏膜损伤，进而导致患者食欲下降或进食困难，此时就可以考虑在医生指导下添加谷氨酰胺来保护胃肠道黏膜。

◆ 生菜营养好，是否蔬菜都要生吃

新鲜蔬菜是平衡膳食的重要组成部分，富含多种维生素及矿物质，如胡萝卜素、维生素B_2、维生素C、叶酸、钙、磷、钾、铁以及膳食纤维等，是多种抗氧化营养素及植物化学物的最佳食物来源。《中国居民膳食指南》推荐，健康成年人每天蔬菜摄入量应达到300～500g，其中深色蔬菜最好占到一半。但蔬菜的烹调方式没有绝对的好与坏之分，生吃熟吃各有利弊。

生吃蔬菜时，维生素C、B族维生素等不耐高温的营养素损失较少。而熟的蔬菜口感更加细腻，咀嚼功能及胃肠不好的人更容易接受，也有一些蔬菜中含有的脂溶性营养素在煎炒后释放更多，吸收利用率更高。而且，烹调可以大大减小蔬菜的体积，无形中也增加了蔬菜的摄入，使每天300～500g的蔬菜摄入量更容易满足。而虽然维生素C易被高温破坏，但蔬菜中比较稳定的其他营养素（如钙、铁等）和膳食纤维并不会因加热而损失，胡萝卜素、维生素B_2等营养素的损失率也较低。此外，蔬菜加热烹调时，能通过高温杀死其中的寄生虫和细菌，一些菜在水煮过程中也能去掉一部分农药残留物。

因此，蔬菜生吃和熟吃都有各自的优势，吃法的选择一方面取决于蔬菜的品种，比如生菜、黄瓜、苦菊适合生吃，扁豆、荸荠、南瓜、西蓝花适合熟吃，西红柿、胡萝卜、莴笋、洋葱生熟都可以；另一方面也要考虑患者的咀嚼及消化吸收功能。另外，生吃蔬菜应注意清洗干净，以免造成消化道感染。如果是白细胞减少或免疫力低下的患者朋友，就建议干脆都做熟再吃。

◆ 鱼肉中是否含有汞和多氯联苯等环境污染物？

肿瘤患者是否应少吃

鱼类的蛋白质含量很丰富，属于优质蛋白，其肉质纤维短而细嫩，容易消化吸收。而且，鱼类富含不饱和脂肪酸，堪称肉类蛋白质的首选，每周进食3～4次鱼肉能在一定程度上降低胆固醇，预防心脑血管疾病。同时，鱼肉中还含有丰富的矿物质，如铁、磷、钙等，鱼的肝中则含有大量维生素A和维生素D。深海鱼的肝油和体油中富含ω-3多不饱和脂肪酸，对人体免疫力具有增强作用。

然而，随着工业化和农村城镇化的发展，废水废渣的排放导致水污染日趋严重。作为食物链最顶端的人类，在从食品中摄取营养的同时，也暴露在污染物的风险中。环境中的砷、汞等重金属通过水生食物链富集后，就会对人类健康及生态系统造成严重威胁。

针对珠江河网淡水鱼、虾和河蚬重金属污染特性及安全性评价的研究发现，鱼类和虾样品重金属残留均在安全值以内，但河蚬中的砷、镉残留略超标准值，不同水产品的污染程度依次为贝类（1.038）＞虾类（0.353）＞鱼类（0.101～0.292）。不同水产品重金属残留量的差异主要与它们的摄食习性、生活环境和对特定重金属的富集能力有关。部分研究结果表明，水产品复合重金属危害系数的高低顺序依次为河蚬＞虾＞鳢＞鲶鱼＞鲫鱼＞翘嘴红鲌＞鲈鱼＞麦鲮＞鲤鱼＞餐条＞罗非鱼＞鲢鱼＞广东鲂＞鲮鱼＞草鱼＞赤眼鳟＞鳙鱼。

从重金属污染的角度，这个链条越靠右侧的水产品相对越安全。

此外，海水鱼中重金属的平均浓度大于淡水鱼，肉食性鱼中重金属的含量大于杂食性和草食性鱼。比如石斑鱼是典型的肉食性海鱼，主要摄食鱼、虾、蟹和章鱼等海洋生物，多宝鱼摄食甲壳类、小鱼和虾等，它们的重金属含量就相对较大。另外，不少人喜欢借野外垂钓之机吃些野生鱼类，事实上，由于环境污染的不确定性，野生鱼更容易富集一些我们意想不到的有毒物质。比如，很多鱼会因为捕食了有毒的海藻、小鱼、小虾而在体内蓄积毒素，常见的有雪卡毒素、河豚毒素等，人一旦吃了，很容易中毒甚至危及生命。

因此，建议选择食物链底端的鱼，这样的鱼类蓄积重金属、富集污染物的链条相对较短。而鲨鱼、剑鱼、金枪鱼这样的海洋大型鱼类，在食物链中处于上游或顶层，污染风险比较高，就要尽量不吃或少吃，每周摄入量限制在150g以内。购买金枪鱼或其罐头时，尽量避免选择白金枪鱼，而是选择红金枪鱼，并去除更可能富集污染物的内脏、皮和可见的脂肪。

◆ 肿瘤患者用植物油烹调，是否会产生有害的反式脂肪酸

反式脂肪酸（TFA）是一类不饱和脂肪酸，其来源较为广泛，主要存在于植物奶油、起酥油、氢化植物油等加工油脂，以及以这些油脂为原料制造的食品中，还有小部分存在于牛、羊等反刍动物的肉和脂肪中。反式脂肪酸与糖尿病、心血管疾病（尤其是冠心病）、肥胖、乳腺癌、前列腺癌和不孕等疾病密切相关。大量食用含有反式脂肪酸的食物会阻碍必需脂肪酸在人体内的正常代谢，妨碍脂溶性维生素的吸收和利用，使细胞膜的结构变得脆弱，还会加速动脉粥样硬化。

中国营养学会发布《中国居民膳食指南》，建议居民要尽可能少吃富含氢化植物油的食品。我们日常烹调用的食用植物油中，反式脂肪酸含量普遍比较低，80%以上的植物油脂中反式脂肪酸含量低于2%。最常见的四种成品植物油中，反式脂肪酸的含量为菜籽油＞大豆油＞玉米油＞山茶籽油，调和油的反式脂肪酸含量相对最高，橄榄油的含量相对最低。

不过，植物油在加热的过程中，确实会产生反式脂肪酸，而且其含量会随着温度的升高呈现出整体上升的趋势。其中高温烹炸时，菜籽油的总反式脂肪酸含量最高达到了3.24%、4.126%，大豆油总反式脂肪酸含量达到了1.84%、1.79%，玉米油达到了0.34%，山茶籽油最低，为0.11%（可能未检出）。并且随着加热时间的延

长，反式脂肪酸的含量也会逐渐增加。

因此，为防止食用油在烹饪时大量产生反式脂肪酸，建议烹饪温度低于180 ~ 220℃，并将时间限制在半小时以内。

◆ 肿瘤患者能吃"发物"吗

"发物"是中医理论和实践中常见的词汇，是基于药物的四气五味而形成的用药经验，也是中医"忌口"的一个代名词。在中医体系中，患有不同疾病、服用不同中药的患者，忌口的"发物"名单可能各不相同。但富含营养，尤其是含有高蛋白质的食物，如虾、牛肉、羊肉、鱼、鸡、鸡蛋、牛奶等，以及葱、椒、姜、蒜等刺激性食物往往位列"发物"名单。究其原因，可能是这些食物更容易导致蛋白质过敏，引起消化道症状（如肠激惹）或与正在服用的中药产生相互作用。

现代医学强调的是食物中的能量和营养素。肿瘤患者是否需要吃上述"发物"要视患者本身的营养状况和个体差异而定。存在营养不良的肿瘤患者往往需要在膳食中增加富含蛋白质的食物，包括肉、蛋、奶等，其目的在于改善营养不良的状况。这些患者每周摄入的红肉应不少于350g，也就是说，每天都应该至少摄入50g红肉。但考虑到患者的个体差异，如果患者对这些"发物"蛋白质过敏，则需要避免这些食物。

◆ 肿瘤患者能吃糖吗

糖属于碳水化合物，按分子形式分为单糖、双糖和多糖。葡萄糖及果糖是最常见的单糖，而蔗糖、麦芽糖和乳糖是常见的双糖，我们每天吃的粮谷类、薯类、杂豆类则含有大量的多糖——复杂碳水化合物。复杂碳水化合物在人体内也会最终转变成葡萄糖，为我们提供能量。糖是人体所需的七大营养素之一，我们身体的所有细胞，无论是肿瘤细胞还是正常细胞，都需要糖来提供能量。

然而，研究发现，糖是肿瘤细胞最喜欢的"食物"。肿瘤细胞可以通过一种被称为有氧糖酵解的方式，快速利用葡萄糖为自己供应能量，从而满足自身快速生长的需求。那么吃糖真的好吗？肿瘤患者还能吃糖吗？

研究显示，复杂碳水化合物的摄入量并没有被证明直接增加癌症的风险或进展。我们每天吃的大米、土豆、杂豆类等食物中尽管含有大量的多糖，但是属于复合糖，吸收比较慢，血糖就不会升得那么快，引发的胰岛素分泌也比较少。肿瘤细胞对于这类糖并不能快速吸收。而且，粮食中还含有蛋白质、维生素等营养物质，是维持人体健康所必需的。因此，不建议通过不吃主食的方式来"饿死"肿瘤细胞：肿瘤细胞是饿不死的，相反，如果你不吃饭，它们就会掠夺周围正常细胞的养分来保命。

水果中的糖大部分是果糖，果糖的消化代谢不需要胰岛素的参与，对血糖和胰岛素的影响很小。而且，水果中富含纤维、维生素C和抗氧化剂等物质，适当摄入有助于预防癌症。但水果中也含有葡萄糖、蔗糖等会引起血糖波动的糖类，所以也需要适量，每天250g左右即可。此外，水果中的营养物质会在加工过程中大量丢失。所以，我们要吃水果，而不要榨成果汁。英国饮食协会建议，我们每天所喝的果汁不要超过150毫升。

需要重点关注的是某些精制糖，包括蜂蜜、原糖、白糖、红糖、高果糖、玉米糖浆和糖蜜等。这些糖类如果被大量添加到食物和饮料中，就会大大增加饮食中的能量，直接导致体重增加甚至肥胖，并间接增加某些肥胖相关肿瘤（如乳腺癌、结直肠癌）的发生风险。同时，这些糖都属于简单糖，一旦吃下，很快就会进入血液，使血糖升高，而肿瘤细胞会很快争夺摄取。所以，目前专家建议肿瘤患者应限制糖的摄入，尽量少吃精制糖。2009年，美国癌症研究所建议女性每天食物中添加的糖不超过25g，男性每天不超过28g。

◆ 水果含果糖，肿瘤患者能吃吗

《恶性肿瘤患者膳食指导》中推荐肿瘤患者每天食用200～300g的水果。虽然有研究显示果糖可以代替葡萄糖成为肿瘤细胞的新能源，并且肿瘤组织对糖的利用比正常组织中有所增强，但其实肿瘤细胞的增殖不仅会消耗糖，还会消耗大量其他的营养物质，比如氨基酸、脂肪、微量营养素等，如果不能保证机体的总能量摄入及各种营养素的正常摄入，则会得不偿失。水果中果糖含量相对较低，约10%～20%，而且水果中含有大量的维生素、膳食纤维和其他营养素，是不可替代的食物。有研究显示，长期水果摄入不足恰是肿瘤发病的危险因素之一。

但要注意的是，吃水果要吃天然的。精加工的果汁和软饮料中果糖含量非常高，而且其他营养素含量较低，肿瘤患者应慎重食用。

◆ 乳腺癌患者能吃豆制品吗

乳腺癌是女性最常见的恶性肿瘤之一，其发病率近年来呈逐年上升的趋势，但在不同国家和地区之间存在着差异。流行病学研究发现，豆制品摄入水平较高的亚洲国家妇女乳腺癌发病率显著低于欧美发达国家，这与大豆中植物性雌激素的保护作用有关，其中最主要的活性物质是大豆异黄酮。

大豆异黄酮作用温和，其活性相当于典型的性激素雌二醇活性的0.2%。大豆异黄酮在人体内能够与其他雌激素竞争性地结合于某些雌激素受体的活性部位上，通过其固有的弱雌激素作用而表现出抗雌激素性质——这种作用不会影响人类正常的生育功能，却能够阻碍某些雌激素诱发的癌症。由于这种争夺雌激素受体的机制，大豆异黄酮能对雌性激素水平起到双向调节作用：当体内雌激素水平低时，它能够起到补充雌激素的作用；而当体内雌激素水平高时，它又能通过占上雌激素的"坑"，阻止雌激素过量的不良反应。

因此，适量食用大豆及其制品不但不会加速乳腺癌的复发，反而可以降低乳腺癌的发病风险，延缓病情进展，起到一定的保护性作用。因此，建议健康人群和患者朋友每天食用25 ～ 35g大豆及其制品。

◆ 肿瘤患者不能吃红肉吗

红肉指的是烹饪前肉质呈现出红色的肉，一般指猪、牛、羊等畜类的肉，其特点是肌肉纤维粗硬、脂肪含量较高，尤其是饱和脂肪酸含量较高。目前研究证据提示，过多摄入红肉，会增加肿瘤的发病风险，原因可能与红肉中富含饱和脂肪酸及血红素铁有关。但需要注意的是，不推荐肿瘤患者过量摄入红肉，不等于不能摄入红肉。

无论是蔬果还是肉类，每种食物的营养都不尽相同，多元摄取才是上策。肿瘤患者通常存在不同程度的营养不良，需要足够的热量、蛋白质和多种微量元素。均衡摄取各种饮食，才有助于增强抵抗力。因此，患者可以适量吃红肉，其中丰富的铁、蛋白质和锌等微量元素是补铁、改善贫血的良好选择，效果远远优于植物来源的红枣、枸杞、阿胶等非血红素铁。

需要注意的是，肿瘤患者应尽量吃新鲜的肉，少吃或不吃烟熏肉、腊肉等加工肉制品。

◆ 听说海鲜或两只脚的家禽肉有毒，到底能不能吃呢

将海鲜和"两只脚"的家禽肉视为"有毒"是不恰当的。海鲜和家禽肉含有丰富的蛋白质，脂肪含量却比畜肉低，是膳食中良好的蛋白质来源。而且，海鲜和禽类的肌肉纤维较畜类更细软，更易于患者消化吸收，是推荐肿瘤患者食用的优质蛋白质来源。当然，

不论海鲜也好，禽类也好，食材新鲜、卫生都是食品安全最重要的保障。

◆ 听说鸡肉有激素，乳腺癌患者能吃吗

鸡肉是优质蛋白质的来源，正规的肉食鸡养殖场在养殖过程中是不添加激素的，因此乳腺癌患者能够正常食用。

很多患者朋友看到这里，会在心里默默打出一个问号：据说现在的肉鸡都是一个多月就出栏，如果不是打了激素，怎么可能长得这么快呢？

确实，现代养殖工业下的肉鸡出栏速度快得惊人，但这主要得益于杂交选育和科学的养殖技术，而不是靠激素"催出来"的。我们常听说的"速成鸡"主要是白羽鸡，这种肉用鸡生长迅速，料肉转化率高，只需要42天就能够出栏。而且，白羽鸡的饲养过程对饲料配比也有着严苛的要求，所以，虽然长得快，营养成分却并没有大打折扣，甚至由于白羽鸡肉蛋白质含量高，脂肪含量少，还是一种相对健康的肉类。

◆ 肿瘤患者不能吃辛辣的食物吗

辛辣的食物包括葱姜蒜、韭菜、酒、辣椒、花椒、胡椒、桂皮、八角、小茴香、姜黄等。肿瘤患者由于经历了放化疗，时常会出现口干、咽痛等不良反应，在饮食方面宜清淡富营养，但也不必过分忌口，根据具体情况具体对待即可。

原则上，胃癌、肝癌、乳腺癌、宫颈癌、肺癌、肾癌等患者忌食刺激性食品，这倒不是因为这类食品会"刺激"肿瘤生长，而是因为其对消化道黏膜的刺激作用。比如肠癌及宫颈癌放疗，容易损伤肠黏膜，导致腹泻等不良反应，应注意忌酒、忌辛辣刺激及热性食物，如羊肉、韭菜、狗肉、胡椒、姜、桂皮等温热性食物。类似地，胃癌患者普遍有胃黏膜的损伤，肺癌患者接受放疗后可能出现食管黏膜的反射性炎症，也需要减少饮食中的刺激性因素。

除此以外，辛辣食品如葱、姜、蒜等富含有机硫化物等多种防癌营养素，并不必一律禁忌。当患者营养不良、食欲下降时，如果患者胃肠道黏膜没有损伤，适当的辛辣食物还可以刺激患者食欲，增加食物的摄入及营养素的摄入。

◆ 化疗导致贫血，吃动物肝有用吗

化疗导致的贫血首先要接受医生的评估和医学治疗，在膳食补充方面，可以适当多吃富含造血物质的食材，比如动物肝、红肉等，其中含有的蛋白质和丰富的铁有助于恢复骨髓的造血功能，并为血细胞的生成提供原料。

◆ 肿瘤患者适合吃猪油吗

食用油脂中的脂肪酸一般分为3类：饱和脂肪酸、单不饱和脂肪酸和多不饱和脂肪酸。其中饱和脂肪酸的主要来源是家畜肉和乳类的脂肪，以及热带植物油（如棕榈油、椰子油等）。单不饱和脂肪酸主要是油酸，在橄榄油、芥花油、茶籽油中含量丰富。多不饱和脂肪酸则主要存在于玉米油、大豆油、葵花油中。

猪油主要由饱和脂肪酸构成，它可以在人体内作为能量物质提供能量，也是花生四烯酸和 α-脂蛋白的重要来源。同时，猪油具有独特的风味功能，很多菜式和点心使用猪油烹饪后会产生独特的香味。但是，摄入过多饱和脂肪酸容易使血胆固醇升高，存在动脉粥样硬化的风险。因此，对于已经发生心脑血管疾病、高脂血症的患者，应注意降低摄入饱和脂肪酸的比例——这里的"摄入"来源不单指猪油，也包括食用猪肉时获得的脂肪和其他含有饱和脂肪酸成分的食用油。

相比之下，多不饱和脂肪酸含有丰富的不饱和键，它有降低血脂、保护血管的好处。但是，不饱和脂肪酸也不是越多越好，因为脂肪酸的不饱和键越多，在身体内被氧化的风险越大，这样就容易产生过多的过氧化物，对机体的衰老、肿瘤的形成和细胞的衰亡有促进作用。

单不饱和脂肪酸相对前两者"温和一些"，不会带来饱和脂肪酸增加血脂的风险，被过氧化的机会也比较小。所以，含有单不饱和脂肪酸成分较多的橄榄油、菜籽油可以优先选择。

根据中国营养学会建议，饱和脂肪酸、多不饱和脂肪酸和单不饱和脂肪酸比例趋近1∶1∶1是最合适的，即各占每日总热量的10%。但对于有动脉粥样硬化风险的人士、高血压人士，需要减少饱和脂肪酸摄入比例，将其在每日总热量中的占比下调到7%左右。对于嗜好吃肉的人士，由于从肉类中获得的饱和脂肪酸较多，因此食用油应该尽量考虑使用植物油。对于营养不足、体型偏瘦人士，使用一些动物油或者植物油时不需要太在意。而对于长期吃素的人士，可使用部分含饱和脂肪酸比较高的植物油，从而平衡三种成分的含量。

◆ 肿瘤患者治疗期间可以吃烧烤或油炸食物吗

肉制品是人类日常饮食的重要组成部分和主要动物蛋白来源，但近年来，加工肉制品的安全性也受到越来越多的关注。2015年10月，世界卫生组织的分支部门——国际癌症研究机构发布调查报告，将加工肉制品列为"1类"人类致癌物，与槟榔、酒精饮料、黄曲霉毒素、砷及无机砷化合物、烟草等同属一个阵营。

尽管这一报告引发了业内外的广泛争论，但是肉制品加工过程中，尤其是烧烤、烟熏、煎炸过程会产生多环芳烃和杂环胺类等多种化学致癌物已经是不争的事实。

因此，烧烤和油炸食物虽然吃起来美味，如果经常食用却容易引起肿瘤的发生，在这些食物面前一定要"管住嘴"。即使偶尔要吃烧烤，也要吃得尽量健康，一是要选择炉烤、电烤，不要使用明火烧烤。二是少吃肥肉，制作时可带肉皮烤制，但吃时应该去掉肉皮。三是烧焦的部分一定不能吃，因为烧焦部分的致癌物含量最多。

第六章
各种肿瘤患者的营养支持

一、如何对胃癌患者进行营养支持

胃癌（gastric carcinoma）是指原发于胃的上皮源性恶性肿瘤。我国是名符其实的胃癌大国：在全球，每年新发的胃癌病例约120万，我国占到了其中的40%；在我国，胃癌发病率仅次于肺癌居第二位，死亡率排第三位。而且，我国胃癌患者中只有1/5尚属早期，大多数患者发现时已是进展期，总体5年生存率不足50%。近年来，随着胃镜检查的普及，早期胃癌比例才逐年增高。

所有的肿瘤都会在不同程度上影响营养素的摄入和利用，从而造成患者营养不良，但不同类型肿瘤营养不良的发生率也不同。大致说来，消化系统肿瘤的营养风险高于非消化系统肿瘤，而上消化道（从口腔到十二指肠，包括口腔、咽、食管、胃、肝、胰等）肿瘤又高于下消化道（十二指肠以下，包括空肠、回肠、结肠、直肠等）肿瘤。这样粗粗一看就可以知道，胃癌患者的营养不良发生率肯定低不了。

胃癌患者发生营养不良的原因比较复杂，与肿瘤本身的特点及抗肿瘤治疗对机体的影响都有关。恶性肿瘤导致的进食调节中枢功能障碍，手术、放化疗等抗肿瘤治疗导致的疼痛、恶心、呕吐和焦虑、抑郁等负向情绪，都可能引起厌食和早饱，进而影响营养物质的摄入。同时，肿瘤患者碳水化合物代谢异常、蛋白质转化率增加、脂肪分解增加、脂肪储存减少、肌肉及内脏蛋白消耗、瘦体重减少、水电解质紊乱、能量消耗改变等，都会诱发和加重营养不良。

归纳起来，胃癌患者营养不良的原因主要可分为五类。

一是疾病本身导致的厌食和抑郁相关性厌食使食物摄入减少。在所有肿瘤中，就数胃癌最容易引起厌食和早饱感（即患者仅吃入少于正常进食量的食物就产生饱胀的感觉）。

二是机械性梗阻造成食物摄入困难。比如胃的"入口"贲门发生肿物将影响进食，而胃的"出口"幽门发生肿物将影响食物排空。

知识卡片

瘦体重，即体重减去体内脂肪的重量，也称为"去脂体重"。由于瘦体重主要由骨骼和肌肉组成，瘦体重的丢失通常反映的是肌肉组织的减少。

三是化疗药物毒性引起的消化和吸收障碍。胃癌化疗的常用化疗药顺铂、氟尿嘧啶（FU）、多西他赛、表柔比星等均会导致恶心、呕吐和腹泻的不良反应。上吐叠加下泻，患者的消化、吸收必然受到影响。

四是患者机体分解代谢增加。比如胃癌患者接受放化疗时，体内中性粒细胞将会下降，使得患者免疫功能受损，极易出现全身及局部感染，造成机体分解代谢增加。

五是胃部手术特有的影响。在胃肠道各段的手术中，要数胃切除术后的并发症最多，对营养与代谢的影响最大，持续时间也最长。临床上，营养不良是胃癌患者的常见问题，而15%的胃癌患者在诊断初期就有体重减轻等营养不良的表现。

与所有营养不良一样，胃癌相关的营养不良所带来的负面影响也体现在机体及功能两个层面。

它削弱了放化疗的疗效，增加了药物不良反应的风险，升高了术后并发症和院内感染的机会以及各种并发症的发生率和病死率，降低了骨骼肌的重量和功能以及患者的生活质量，也增加了住院时间和相应的医疗费用。

营养不良还限制了胃癌患者治疗方案的选择，比如有些强度较大的化疗方案，肿瘤控制率较高，但对患者的身体素质要求也更为严苛。由于营养不良的患者"扛不住"这些高强度的化疗方案，往往最终只能退而求其次，选择不良反应较小、但有效率也较低的方案。

总之，营养不良与预后不良密切相关。对于胃癌患者，无论接受手术切除，还是姑息保守治疗，充足的营养都是必不可少的。患者朋友们在整个治疗康复过程中也要随时保持警惕，提防营养风险。

◆ 评效不忘评营养，营养筛查贯全程

对于胃癌患者来说，营养治疗也是综合治疗的重要组成部分。很多患者朋友有所不知的是，所有肿瘤患者都应该在入院后常规性地进行营养评估，医生将判断患者是否存在营养不良，存在什么程度的营养不良，并据此制订营养干预方案。在理想模式下，应该将营养治疗纳入多学科综合治疗协作组（multiple disciplinary team, MDT）的讨论和整体治疗方案的制订中。

为了客观评价营养治疗的疗效，还需要在整个治疗过程中反复进行再评价，以便及时调整治疗方案。基本上，每次患者回医院

"拍片子"评价治疗效果时，都应该同步进行营养风险筛查和综合营养评定，以全面评估抗肿瘤治疗的收益。

◆ 能量与营养，总量和比例都重要

胃癌患者的能量摄入应该尽量接近实际消耗，保持能量平衡，既避免能量不足，也不要过度喂养。

有的患者朋友会说：吃多不行，吃少也不行，这也太难把握了吧。其实，有一种"间接测热法"，可以对患者静息状态下的能量消耗进行测定，患者及家属可以向所在医院的医生了解。

如果无法测定能量消耗值，也可以采用体重公式进行估算，按照25 ~ 30 kcal/（kg·d）来计算每日能量摄入的目标需要量，同时根据患者的年龄、活动量、应激水平、肝肾功能等情况进行校正和调整。理想的实际补充量应该达到目标需要量的80%左右。

在营养物质的供能比例上，健康人群和非恶性肿瘤患者都是碳水化合物50% ~ 55%，脂肪25% ~ 30%，蛋白质15%，而恶性肿瘤患者则应该减少碳水化合物在总能量中的供能比例，提高蛋白质、脂肪的供能比例。同时，按照需要量的100%补充矿物质及维生素，并根据实际情况调整其中部分微量营养素的用量。

值得强调的是，充足的蛋白质供应对胃癌患者十分重要，可以明显降低危重患者的死亡风险。欧洲肠外与肠内营养学会（ESPEN）推荐对恶性肿瘤患者按照1.0 ~ 2.0g/（kg·d）的标准补充蛋白质，其中胃癌手术患者围手术期推荐按照1.2 ~ 1.5g/（kg·d）计算蛋白质需要量。接受大型手术的患者或处于重度应激反应的患者对蛋白质的需求量更高，在围手术期应该按照1.5 ~ 2.0g/（kg·d）补充蛋白质，并根据患者的实际情况适当调整。

◆ 营养支持并非"越多越好"

营养支持虽然不可或缺，却也不是"补得越多越快越好"。

对于刚刚做完手术的患者，手术创伤、炎症等刺激会使其处于应激状态，而相对低热量的能量供给有利于降低感染相关并发症的发生。此时，可以按 15 ~ 25kcal/（kg·d）来计算患者每天需要的能量。

对于长期营养不良的患者，给予营养支持时，有可能打破患者机体在饥饿状态下形成的脆弱的代谢平衡，使患者发生严重水电解质紊乱、葡萄糖耐受性下降、维生素贮备耗竭等，严重的甚至可以导致死亡。这种情况在临床上称为"再喂养综合征"。大家知道，在地震等自然灾害中被困多日、缺吃少喝的人被解救出来后，不能一下子进食大量富含碳水化合物的食物，原因就在于此。所以，长期营养不良的患者在进行营养治疗时，一定要注意循序渐进，同时监测电解质及血糖水平。

◆ 肠内营养优先，口服补充最佳

和其他癌种一样，胃癌患者的营养支持途径同样包括肠内营养（口服、管饲）和肠外营养（静脉）。

在任何情况下，只要肠内途径可用，不存在禁忌证，都应该优先使用肠内营养。接受手术的胃癌患者应在术后尽早（24小时内）开始肠内营养，并尽快恢复经口进食，也就是我们常说的"自己吃饭"。对于能够经口进食的患者，口服营养补充（ONS）符合人体正常的生理特性，是最优的选择。胃癌患者无论接受手术还是放化疗，乃至居家康复期间，营养治疗都应该首选口服营养补充，必要时辅以静脉输注的肠外营养，以补充口服（日常饮食 + ONS）摄入不足的部分。

对于不能很快进行口服营养支持的患者，则应该采用管饲给予肠内营养。胃癌患者推荐的管饲为鼻空肠管路径，也就是从鼻孔下管，末端开口于空肠。这样绕开胃部，给胃一个休息恢复的时间。

◆ 营养治疗常评价，三类指标要兼顾

营养干预的疗效评价指标分为三类：

一是快速变化的指标，主要是实验室参数，如血常规、电解质、肝功能、肾功能、炎症参数（IL-1、IL-6、TNF、CRP）、营养套餐（白蛋白、前白蛋白、转铁蛋白、视黄醇结合蛋白、游离脂肪酸）、血乳酸等，每周检测1~2次。

二是中速变化的指标，主要是人体测量参数、人体成分分析、生活质量评估、体能评估、肿瘤病灶评估（双径法）、PET-CT代谢活性等，每4~12周评估一次。

三是慢速变化的指标，主要指患者的生存时间，每年评估一次。

对营养干预疗效的评价应贯穿胃癌患者治疗康复的全程，以及时发现患者的营养风险并作出应对。

二、如何对结直肠癌患者进行营养支持

结直肠癌（colorectal cancer，CRC）是指原发于结直肠的上皮源性恶性肿瘤。就世界范围来看，结直肠癌的分布具有明显的地域差异：欧美等发达国家发病率较高，而非洲、中南亚地区发病率较低。这与各地区人民的饮食习惯和膳食结构是密不可分的。

不过近年来，中国的许多地区，尤其是经济发达的城市，由于生活水平提高、生活和饮食习惯西化，结直肠癌发病率也有明显的上升趋势。

据2018年中国国家癌症中心发布的全国癌症统计数据显示，我国结直肠癌每年发病约37万例，占恶性肿瘤发病率的第3位，死亡率位居第5位。

结直肠癌患者也会营养不良

目前普遍认为，结直肠癌的发生是饮食、环境、生活方式和遗传因素共同作用的结果。流行病学研究发现，超重/肥胖、膳食结构不合理（缺乏水果、蔬菜，经常食用红肉和加工肉）、过量饮酒、缺少体育锻炼、久坐的生活方式、吸烟以及遗传因素等是结直肠癌发病的高风险因素。

说到这里，患者朋友们可能会奇怪：既然超重和肥胖是结直肠癌的高危因素，那为什么结直肠癌患者还会出现营养不良呢？

其实，一方面是超重或肥胖的人更容易罹患结直肠癌，另一方面是发生结直肠癌后，不管之前体重如何，后期都会因为多种原因导致体重下降直至营养不良。毕竟，结直肠是人体重要的消化器官。

很多时候，我们印象中某个膀大腰圆的朋友，因为结直肠癌的消耗，再见面时已经身型枯槁，瘦到脱相，这恰恰就是恶性肿瘤患者发生营养不良的动态演变过程。

据临床观察，结直肠癌在早期往往缺乏特异性症状，当疾病进展至中、晚期时，患者可出现便血、排便习惯改变、腹痛、体重下降、贫血，甚至发生肠梗阻。这些症状往往会进一步导致营养问题。

以腹痛或其他腹部不适为例。大家知道，手术、化疗和放疗是结直肠癌治疗的三大基石。而据统计，超过90%的腹腔手术患者都会发生一定程度的腹腔粘连，主要表现为腹痛或腹部不适，便秘或腹泻等排便习惯的改变。而化疗或腹部放疗的胃肠道不良反应也可以导致患者出现痉挛性腹痛、腹泻等，部分放疗患者还会出现慢性放射性肠炎，甚至发生慢性肠梗阻或肠瘘等并发症。这一系列并发症都可能促进营养不良的发生和发展。

再说恶心和呕吐。结直肠手术后，患者恶心、呕吐的发生率高达70% ~ 80%。而化疗最常见的不良反应就是消化道黏膜炎、口腔干燥、恶心、呕吐等。腹部放疗也可通过直接和间接的方式，损伤肠道黏膜的屏障功能，导致恶心、呕吐等症状。

不难看出，结直肠癌治疗的三板斧，都会导致患者上吐下泻，影响患者从进食到消化再到排泄的整个过程，多因素地加重患者的营养不良风险。

有研究者对结直肠癌患者的术前营养状况进行调查发现，50%的患者在手术前就已经出现体重丢失，约20%的患者在术前已存在营养不良。而体重明显丢失（＞3kg）的患者，病死率较体重丢失不明显者上升了2倍。

另据2015年美国外科医师协会与国家外科质量改善项目（ACS-NSQIP）报道，结直肠癌患者的术后病死率与术前低白蛋白血症、低体重指数（BMI小于$18.5kg/m^2$）显著相关。

对于体重正常或超重/肥胖的结直肠癌患者，虽然患者没有合并营养不良，但也应改善生活和饮食习惯，控制总能量摄入，维持标准体重，避免超重或肥胖。在日常膳食中，应该适当增加富含膳食纤维和维生素的蔬果的摄入。同时，少吃脂肪含量高的食物。适当增加饮水量，避免吸烟、过量饮酒、久坐等不良生活习惯。

对于手术和放化疗患者，应该注意以下营养原则：

脂肪——脂肪摄入量应控制在总能量的30%以下，其中不饱和脂肪酸和饱和脂肪酸的比例为2∶1，尤其要注意补充深海鱼等富含ω-3多不饱和脂肪酸的食物。

蛋白质——没有营养性贫血的患者应该以禽、鱼虾、蛋、乳和豆类为蛋白质的主要来源，减少红肉摄入，尤其是加工红肉，如热狗、腊肠、香肠、熏肉、火腿及午餐肉等。

膳食纤维——术后早期患者可选用富含可溶性膳食纤维的食物或医用食品。膳食恢复正常后，可适当增加膳食纤维摄入量，少选用精制食物。一般来说，每100克的食物里膳食纤维含量高于2克的都是高纤维食物。植物性食物是纤维素的主要来源，在蔬菜、水果、豆类、粗粮、菌藻、坚果类的食物中含量较多。

维生素——大量临床研究、动物研究及分子生物水平研究都证实，维生素D是结直肠癌的保护因素，可以抑制结直肠癌的发生发展。因此，结直肠癌患者应该多晒太阳，并有意识地补充富含维生素D的食物，如肝、乳制品等。充足的维生素摄入是保障肠道健康的重要因素，维生素缺乏的结直肠癌患者应注意适当补充。

益生菌和益生元——肠道菌群失调可以导致局部环境内稳态失衡，从而令肠道吸收更多有毒化学物质，这被认为是结直肠癌的重要发病机制。双歧杆菌、乳酸杆菌等肠道有益菌能够与肠道黏膜结合形成生物学屏障，保护肠道不受生物、化学因素的侵袭，同时还可以调节机体免疫因子，达到防癌的作用。而益生元作为益生菌的消化底物，可以在体内促进肠道有益菌的生长和繁殖，改善肠道微生态，进而提高免疫力。

水——足量饮水可以减少肠道疾病。一项病例对照研究发现，水的摄入量与结直肠癌发病之间存在显著的剂量-反应负相关性，也就是说，水摄入量越多，结直肠癌的发病风险越小。

对于NRS-2002营养风险评分≥3分或营养不良的结直肠癌患者，应该立即启动肠内或肠外营养支持：

治疗膳食——对于中重度营养不良，同时伴有便血的结直肠癌患者，应注意进食少渣、高蛋白质的半流质饮食，每天的能量可以按照40～50kcal/kg供给，蛋白质供给量为1.5～2.0g/kg，以增加营养，提高机体的免疫功能。

肠内营养——当治疗膳食不能达到营养目标量60%且持续3～5天时，有消化道功能的结直肠癌患者可以结合临床实际情况选择口服营养补充和/或管饲。根据《结直肠癌围手术期营养治疗中国专家共识（2019版）》，结直肠癌患者的总能量应该按照25～30kcal/（kg·d）提供，蛋白质目标需要量为1.0～1.5g/（kg·d）。对于中重度营养不良的结直肠癌患者，可适当提高营养治疗配方中脂肪供能的比例，增加膳食能量密度，补充生理需要量的维生素及微量元素。

肠外营养——根据《中国肿瘤营养治疗指南（2015版）》中营养不良的五阶梯治疗原则，如果肠内营养不能满足营养目标量60%且持续3～5天，应该加用补充性肠外营养（supplemental parenteral nutrition，SPN）。如患者出现完全性肠梗阻、严重吻合口瘘、肠功能衰竭等肠内营养的绝对禁忌证，则应该由临床医生、营养师和护士共同组成的营养支持小组，根据患者的具体病情和病程，制订个体化的全肠外营养方案，启动全肠外营养治疗。

在结直肠癌患者中，还有一类特殊的患者：低位直肠癌患者。低位直肠癌由于肿瘤的下缘距离肛门口比较近，很难完成保肛手术，所以在切除原发病灶的同时，需要辅助造口。为了提高生活质量，这类患者应尽量减少食用易产气的食物，如黄豆、牛奶、白萝卜、洋葱、韭菜、大蒜等。

三、如何对胰腺癌患者进行营养支持

提到胰腺癌，很多人都会觉得心头一紧：这种高度恶性的消化系统肿瘤，以其极强的隐匿性和侵袭性，成为公认的"癌中之王"。

胰腺癌在早期往往没有明显症状，但进展却非常迅速，等到患者有所察觉时，大多已经到了中晚期，手术机会也少之又少。加上胰腺癌对传统的放化疗并不敏感，因此预后极差。

世界卫生组织国际癌症研究机构（IARC）在2018年发布的调查报告显示，胰腺癌死亡病例数量（432 000）与新发病例数量（459 000）几乎相同，平均5年生存率仅7%左右。

具体到我国，在过去10年中，我国因胰腺癌导致的死亡在癌症相关死亡中的占比增加了9%，并且随着居民生活方式和饮食习惯的改变及人口老龄化的加速，这一比例还在急剧增长。

胰腺癌还常常与营养不良狼狈为奸。超过80%的胰腺癌患者在初次确诊时就已经出现明显的体重减轻。营养不良会延长胰腺癌患者的住院时间，增加并发症风险，并且随着时间的推移，会逐渐发展为严重的恶病质，缩短患者生存时间。

生活方式与胰腺癌

胰腺癌的具体病因和发病机制尚不是特别清楚，可能与长期吸烟、饮酒、高脂低膳食纤维饮食和遗传等因素有关。此外，慢性胰腺炎、成人超重或肥胖（BMI＞25kg/m²）和糖尿病也都是胰腺癌的风险因素。比如有研究发现，糖尿病持续的时间越长，胰腺癌的发病风险就越高。

不难看出，除遗传因素外，以上各种病因都和我们的饮食结构与模式息息相关，健康的生活方式可以降低胰腺癌的发病率。

◆ 胰腺癌进攻人体的路径

我们前面说了，胰腺癌在早期没有典型表现，当出现明显症状时，多数为时已晚。但这并不意味着，胰腺癌的发生是完全悄无声息的。

作为消化系统的重要器官，胰腺同时具有内分泌和外分泌功能，能够通过分泌消化酶和激素，密切参与食物和营养素的代谢。在内分泌方面，胰腺通过胰岛素和胰高血糖素调节我们的血糖，而在外分泌方面，则主要通过产生消化所必需的酶来参与消化过程。

当胰腺发生癌变时，患者的内分泌和外分泌功能都会受到影响，出现腹痛、体重减轻、黄疸、食欲不振和消化不良等症状，并最终可能导致营养不良。这些都是胰腺释放给我们的报警信号，只是在早期程度轻微，易被忽视，在晚期持续加剧变得明显。

厌食——厌食是一种复杂的进食障碍，通常是指严重的食欲不振（进食欲望不足、降低），或完全不思进食。厌食是导致恶性肿瘤患者体重减轻的重要因素之一，与化疗的不良反应无关，是一个独立且不可逆的过程，也就是说，即使患者摄入了充足的食物，也很难获得较好的效果。

厌食的主要原因是大脑进食调节中枢的功能出现了问题，比如炎症反应释放的炎症因子就可以引起大脑进食中枢的抑制，从而使肿瘤患者食欲减退。此外，胰腺癌对周围组织的侵犯导致的疼痛、恶心和胃肠功能受损，化疗、放疗或手术治疗的损伤，味觉、嗅觉异常，心理因素（压抑、焦虑）等，也都会导致患者厌食。

腹泻——胰腺癌的腹泻主要表现为脂肪泻，也就是大量的脂肪类物质从大便中排出。这是由于胰腺癌破坏胰腺组织，使胰腺所分泌的胰酶量减少、脂肪消化不良所致。脑补一下这个场景就不难想象到，为什么胰腺癌患者总是迅速消瘦。

胰源性糖尿病——大家都知道，糖尿病是因为胰岛素分泌不足所致，胰岛素又是由胰岛细胞产生的。胰腺出问题，血糖肯定很难保持正常。肿瘤细胞会破坏胰岛细胞并阻塞胰管，造成胰岛纤维化（相当于胰岛细胞丧失功能），使胰岛素分泌减少，还会分泌肿瘤相关的致糖尿病因子，引起胰岛素抵抗（胰岛素抵抗是指机体对胰岛素的敏感性下降），这些因素都会导致患者出现胰源性糖尿病。即使患者及时确诊，获得了手术机会，胰腺组织的切除也会导致胰腺内分泌功能不全，引起血糖升高。

恶病质——肿瘤患者的恶病质，通常表现为厌食、恶心、呕吐、体重下降、骨骼肌肉与脂肪丢失、贫血、抗肿瘤药抵抗等，而当恶病质发展到终末期时，还可能出现疼痛、呼吸困难或器官功能衰竭。我们说到恶性肿瘤患者时，常常想到骨瘦如柴的形象，这就是恶病质的典型表现。

对于胰腺癌患者来说，恶病质的风险是非常现实的。90%的胰腺癌患者都有明显的体重减轻，到了晚期，更是常常呈现恶病质状态。

造成胰腺癌患者消瘦的原因，包括肿瘤本身的消耗，抗肿瘤治疗因素，患者的焦虑、恐惧等负面情绪，也包括糖尿病或消化吸收不良的影响。究其根本，还是在于胰腺癌患者新陈代谢的增加和能量摄入的减少。

营养的早期干预

我们前面说了，胰腺癌患者营养不良甚至恶病质的概率相当高，而营养不良又是胰腺癌患者术后预后不良以及放化疗后不良反应增加的主要危险因素。为此，对胰腺癌患者进行营养干预至关重要。专家共识建议，营养干预或营养治疗应该在患者已存在营养风险，但还没发展为营养不良时尽早开始。

相比健康人，胰腺癌患者的静息能量消耗更高，但是由于胰腺癌患者一般活动水平下降，所以总能量消耗并没有明显增加。因此在能量补充上，建议卧床的胰腺癌患者每天按每千克体重

20 ～ 25kcal，活动患者按每天每公斤体重25 ～ 30kcal的能量总需求量来补充。

肿瘤患者对于蛋白质的需要量相对健康人有所增加，根据《中国肿瘤营养治疗指南》推荐，每天每公斤体重最少需要1克蛋白质，轻、中度营养不良的肿瘤患者应增加至每天每公斤体重1.5克，重度营养不良、恶病质肿瘤患者在短期内应该达到每天每公斤体重补充1.8 ～ 2g。

我们不妨一起来带入一个例子，算一笔营养账：

假设一名男性的胰腺癌患者老王，体重60kg，处于卧床状态，那么他每日需要的总能量为60kg×（20～25）kcal =（1 200～1 500）kcal。

每日蛋白质供给量不应少于60kg×1g/kg = 60g。

当老王发生轻中度营养不良时，每日蛋白质供给量应达到60kg×1.5g/kg = 90g。

而当老王发生重度营养不良时，每日蛋白质供给量应达到60kg×（1.8 ～ 2）g/kg = 108 ～ 120g。

◆ 营养的治疗干预

胰腺癌患者的规范化营养支持治疗，同样应该遵循营养不良的"五阶梯"治疗原则，按照优先级依次为饮食＋营养教育、饮食＋口服营养补充、全肠内营养、部分肠内营养＋部分肠外营养以及全肠外营养。

> 知识卡片　静息能量消耗，是指一个人在没有任何剧烈活动的情况下一天中消耗的热量。

治疗膳食——对于胰腺癌高风险人群，膳食营养方面的预防措施重在减少高脂、高胆固醇饮食，避免肥胖。有研究表明，高脂饮食与胰腺癌密切相关，大量高脂、高胆固醇饮食导致的过度肥胖可能增加胰腺癌发病的危险。而摄入富含蔬菜、水果的饮食，可以预防33% ~ 50%的胰腺癌发生。有些蔬菜，如十字花科的卷心菜、菜花等，已有证据证明能够降低胰腺癌的风险。

对于接受手术和放化疗的胰腺癌患者，经常由于胰腺外分泌功能不全、厌食、放化疗不良反应、饮食误区等原因导致进食不足。此时，患者朋友们如果能够通过症状控制及饮食调理，增加食物摄入量，减少体重丢失，就能在很大程度上提高生活质量，甚至延长生存期。

我们可以选择清淡、细软的饮食，避免油腻、辛辣等刺激性食物，还可以少食多餐，每天6 ~ 8餐，定时定量，避免过度饱胀或空腹太久，并且避免食用产气、粗糙、多纤维的食物，如豆类、洋葱、马铃薯、牛奶及碳酸饮料等。有时候还可以通过补充外源性胰酶缓解胰腺外分泌功能不全引起的腹泻和消化不良。

对于出现厌食的患者，可以应用的药物包括孕激素、ω-3脂肪酸、维生素B_1等，但是这些都需要在医生的指导下进行，尤其是在使用孕激素时，要严格遵循医嘱，关注它的不良反应。此外，还可以通过使用消化酶、促胃肠动力药、镇吐药等改善消化不良。

此外，对疼痛的患者给予镇痛药缓解疼痛，对焦虑的患者进行抗焦虑治疗来舒缓情绪和症状等，也都有助于食欲的改善。

肠内营养——对于经营养教育、饮食调理后，饮食量依然不能满足目标能量需求且持续3 ~ 5天的胰腺癌患者，应该考虑接受肠内营养支持。肠内营养是经由胃肠道提供营养物质及其他各种营养素的营养支持方式，按给予营养的途径又分为口服营养补充（ONS）和管饲两种。其中口服营养补充是肠内营养的首选，也是最安全、最符合人体生理特点的肠内营养支持方式。

如果无法通过口服营养补充进行营养支持，或者口服营养补充持续不能满足患者60%的目标需要量，则需要考虑进行管饲营养支持。

可用于管饲营养的营养制剂有很多种，整蛋白型营养制剂适用于多数胰腺癌患者，短肽和氨基酸型制剂虽利于吸收，但是因其渗透压较高，腹泻严重的患者要慎用。

需要强调的是，胰腺癌患者常常由于肿瘤引起的机体炎症状态导致代谢改变和免疫力下降，而很多肠内营养制剂中含有多种免疫营养素，如ω-3多不饱和脂肪酸、核苷酸、精氨酸、谷氨酰胺、维生素C和维生素E等。这些营养素不仅可以改善肿瘤患者的食欲，增加口服摄入量，还可以减少术后并发症。

除现成的肠内营养液以外，患者家庭也可以把食物打碎做浆，自制匀浆膳用作肠内营养餐。

肠外营养——虽然我们一直强调肠内营养的重要性和优越性，但患者如出现严重恶心、呕吐、胃肠功能不全、顽固性腹泻、肠梗阻、消化道活动性大出血等肠内营养的禁忌证，或者处于胰腺切除术后的围手术期，不能耐受全肠内营养，就应该转而使用肠外营养。

肠外营养，顾名思义，就是指营养不从胃肠供给和吸收，而是从静脉输进去。胰腺癌患者使用肠外营养的非蛋白质能量需求可以按照每天每公斤体重20～25kcal计算，对于没有实体瘤的非荷瘤患者（如血液肿瘤患者或肿瘤消失的实体瘤患者），碳水化合物与脂肪的供能比应为70∶30，对于荷瘤患者（有实体瘤的患者），碳水化合物与脂肪供能比应为（40～60）∶（60～40）。

需要提醒大家的是，由于肠内营养可以防止肠黏膜萎缩和细菌移位，如果没有上述这些消化系统的特殊问题，还是应将肠内营养作为胰腺癌患者的首选的营养治疗方法。

四、如何对食管癌患者进行营养支持

食管癌是最常见的恶性消化道肿瘤之一，发病率及死亡率分别位列我国全部恶性肿瘤的第六和第四位，是威胁我国居民健康的主要癌种。

我国食管癌的发病原因与饮食结构及进食习惯相关，呈现明显的地域差异，以河南、河北、山西三省交界的太行山区发病率最高。究其原因，饮用水的成分、粮食和蔬菜中的微量元素、烈性烟酒的刺激、炎症与创伤、饮食习惯（食用过硬、过热的食物）、口腔不洁或龋齿以及遗传因素等，均有可能促成食管癌的发生。

过去，食管癌高发地区的人们常说：得了噎膈症，食麦不食秋。"噎膈"，正是食管癌在中医中的名字。这句民谚的意思是，得了食管癌，活不到1年——这主要是因为，食管癌在早期症状一般不明显，一旦发现往往为时已晚。

在生活中，如果吞咽食物时有哽噎感、异物感或胸骨后疼痛，就要考虑食管癌的可能，应尽快进行进一步检查。一旦上述症状持续出现，或吞咽食物哽噎感明显，甚至出现吞咽困难、声音嘶哑、明显消瘦、锁骨上淋巴结肿大或呼吸困难，则提示食管癌已为中晚期。而当患者出现胸痛、咳嗽、发热时，应考虑有食管穿孔的可能。

食管癌患者由于不能正常吃东西，再加上肿瘤本身的消耗，非常容易出现营养不良。如果食管癌患者接受手术治疗，手术创伤和应激引起的高分解代谢状态也会增加营养不良的风险，而如果食管癌患者行化疗或者放疗，治疗过程中也可能因为恶心、呕吐、厌食等导致营养不良的发生。

简而言之，无论做不做治疗、如何治疗，营养不良与食管癌总是如影随形，发生率可高达60% ~ 85%。而营养不良发生后，不仅会损伤机体组织和器官的生理功能，还会增加手术、放化疗等治疗方式的危险性以及并发症的发生率，令食管癌患者的预后雪上加霜。

对于经筛查或评定没有明显营养风险或营养不良的食管癌患者：

如果没有吞咽困难或吞咽哽噎感不严重，能够经口进食普通饮食，就可以暂不进行营养干预，而是继续维持患者正常的饮食摄入。但在食物形态上，应该进食细嫩的普通饮食或半流食，以免进一步损伤、刺激食管。但如果患者已经发生吞咽困难或吞咽哽噎感严重，只能够经口进食半流食，则应该进食细嫩的半流饮食，成分和量与平时的正常饮食保持一致，一般也无需进行额外的营养治疗。

对于存在营养风险或营养不良的食管癌患者：

如果没有吞咽困难或吞咽哽噎感不严重，能够经口进食普通饮食，应该维持平时基本正常的饮食摄入，但进食细嫩的普通饮食或半流饮食。如经口进食依然不能满足患者营养需要，可给予口服营养补充（ONS）。如果已经发生吞咽困难或吞咽哽噎感严重，经口仅能进食流质食物，则应该进食能量密度高的流质饮食，并服用口服营养补充。如经口进食不能满足患者营养需要，可通过留置鼻饲管等方式建立肠内营养支持途径，输入肠内营养。

此外，无论患者是否存在营养风险或营养不良，只要吞咽困难严重并存在进食后呕吐，或经口进食量极少，或进食时存在呛咳和/或误吞，或存在食管穿孔或瘘，都应尽早积极建立营养支持途径，通过管饲给予肠内营养。

也就是说，不管目前有没有营养不良，只要食物很难到达胃肠了，那就应该积极、尽早地"下胃管"进行肠内营养支持。

如食管癌患者需要手术，医生会对患者的营养风险进行评估，来确定是不是需要进行营养支持治疗。如果患者朋友们符合下列情况中的任何一条，就应该在术前接受肠内营养治疗10 ~ 14天：

- 6个月内体重丢失10% ~ 15%。
- 体重指数（BMI） < 18.5kg/m^2。
- 主观整体评估（SGA，由医生给予评定）达到C级，或无肝功能不全患者的血清白蛋白 < 30g/L。

营养支持治疗可以改善患者的不良后果，包括降低感染风险、提高手术成功率、缩短住院时间等。因此，即使手术为此而推迟，也是值得的。

对于接受食管镜检查或治疗的患者，有时因为要在镜下钳取组织进行活检，会造成食管黏膜的损伤，需遵医嘱禁食数小时。而对于接受放射治疗的患者，则可能产生放射性食管炎、反酸等不同程度的放疗反应。对于发生这些情况的食管癌患者，一定要记住严格遵照医嘱。如果医生告知要先从流食开始进食，就要进食温度适中的细软流食，避免粗粮、纤维丰富的蔬菜等粗糙的食物进一步损伤黏膜，同时避免辛辣的食物对食管黏膜产生刺激，或是油腻的食物导致创面化脓。

对于置入了食管支架的患者，要注意进食流质或糊状食物，或充分切碎的食物，避免高纤维和黏稠的食物。可食用高热量、高蛋白质的肠内营养补充剂补充日常膳食的不足。

对于接受外科手术治疗的患者，由于其大多在手术前就已经存在营养不良，而且食管癌手术创伤大、手术时间较长，术后营养支持的意义就尤为突出。

外科术后的营养支持首选经管道给予的营养，也就是我们多次提到的"管饲"。最常见的管饲是从患者鼻孔插进一条软管，向下经过咽喉和食管到达胃，或胃下方的十二指肠或空肠（小肠的前半段）。也有些患者需要在空肠上打个小孔，留根细小的营养管，从肚皮上穿出来固定住，也就是空肠造口术。如果管饲的肠内营养还不能满足患者需要，则可以考虑通过肠外营养进一步补充。

我们前面说了，食管是摄入饮食的必经之路，食管癌患者极易发生营养风险，因此，如果食管癌患者在治疗中已经建立了肠内营养途径，建议在治疗后暂时不拔除肠内营养管，而是等到经口进食能满足患者机体的需要后，再拔除营养管。

带管虽然难受，但总比营养不良加大生存风险好得多。在保留营养管期间，患者朋友也可以随着食管创面和功能的恢复，阶段性地采取经口进食联合管饲的方法获得营养，直到完全用不上营养管为止。

总体来说，食管癌患者的进食可以把握以下16字原则：

"定时定量，少食多餐，环境愉悦，节奏从容。"

很多食管癌患者存在与进食相关的各种并发症，营养支持的方式也要因人而异、因事制宜。

如果患者存在吞咽困难，应食用细嫩且容易吞咽的食物。可以尝试调整食物的黏稠度，多吃细软多汁的食物、糊状或充分切碎的食物。家人每次不要给患者提供太多的食物，以免患者咀嚼和吞咽疲劳，加剧吞咽困难和误吞风险。如果进食流质也有困难，可以尝试使用乳脂等改变流质的稠度，并调整患者进食时的坐姿，方便下咽。可以选用一些高能量、高蛋白质的肠内营养补充剂。

如果患者发生厌食，家人可以尝试多调换饮食的口味花样，每次准备少量小份食物即可，方便患者随时食用。同时，患者也应适当运动，以促进消化和增加食欲。必要时遵医嘱服用刺激食欲的药物进行治疗。为了防范营养风险，可配合日常膳食服用高能量、高蛋白质的口服营养补充。

如果患者恶心、呕吐，首先要及时就医检查，以明确是不是由于食管肿瘤堵塞，或术后食管与胃之间的吻合口狭窄所致。此外，也有一些有助于缓解患者症状的措施可供尝试，比如进食没有气味和容易消化的食物、避免热冷混合的食物；缓慢少量进食；尽量不要餐前运动或进食后马上躺倒；每日饮用足够的液体以补充呕吐中丢失的水分，注意水分及电解质的平衡；避免过热和辛辣的饮食。必要时使用镇吐药。

如果患者有味觉和嗅觉的改变，可以在烹饪中适当增加糖、醋或柠檬作为佐料，并避免食用芥菜等苦味较强的食物。这是因为肿瘤通常会降低味蕾对甜、酸味觉的敏感性，增加对苦味的敏感性。同时，可以选用患者能接受的味道浓郁的食材进行烹饪，如香菇、洋葱等。为增加患者对肉类的接受性，需要在"去腥"上多花心思，在烹调时可先用少许酒或姜汁浸泡，或将肉类混入其他食物中掩盖腥膻味道。

> 知识卡片
>
> 倾倒综合征，是胃癌术后或食管癌手术引发迷走神经损伤后出现的一系列症状，主要表现是患者在餐后15～30分钟内出现恶心、呕吐、痉挛、腹泻、出汗、心悸、晕眩、面色潮红、血压降低等症状。倾倒综合征的诱因有血糖和血容量改变、消化道激素作用和神经精神等因素。

如果患者有早饱感，则饮食应营养丰富，尽量选择高能量、高蛋白质饮食，但避免高脂食物加重饱腹感。也要避免高纤维、低热量的食物，虽然"占肚子"，却提供不了多少热量。食物按小份额提供，以方便患者随时食用。同时，避免饮用产气胀肚的碳酸饮料。

如果患者感觉腹胀，但经腹部检查并没有发现胀气或其他异常，只是患者主观感觉腹胀，那么可以像平时一样定时、定量来进食。如果检查发现确实有胀气，则要在饮食中避开容易产气的食物，如卷心菜、白菜、花椰菜、黄瓜、玉米、番薯、洋葱、坚果类、豌豆等整豆及干豆类食物、蘑菇、牛奶、啤酒及含碳酸盐的饮料。同时，在餐前30分钟内及正餐中都不要喝太多的汤汁和饮料。

如果患者发生口腔黏膜炎，应注意维持口腔卫生，放慢进食速度。尽量食用软滑、切碎、湿润的食物，避免粗硬、辣、酸、煎炸或过热的食物。

如果患者发生胃食管反流，出现反酸、烧心、恶心等症状，则进食时应保持正确坐姿，坚持细嚼慢咽。采用高蛋白质、低脂肪饮食，避免咖啡因、巧克力、酒精、烟熏食物和薄荷等可能刺激胃酸分泌的食物。必要时使用 H_2 受体拮抗剂和制酸药治疗（如铝碳酸镁片等）。

如果患者食管癌术后发生倾倒综合征，应注意少食多餐，将干湿食物交替食用，同时限制摄入可能快速升高血糖的精制碳水化合物。恢复正常饮食量不应过急，而是缓慢增加每次的进食量。

如果患者发生胃潴留，那么除了少食多餐、干湿食物交替食用和保持正确坐姿进食外，还要限制高脂肪食物的摄入，必要时使用刺激胃蠕动和排空的药物。

如果患者发生食管炎，要严格避免吸烟和饮酒，进食软食，以果汁取代水果，尽量减小对口腔黏膜的刺激。

五、如何对肝癌患者进行营养支持

在形形色色的癌症当中，肝癌的危险程度绝对名列前茅。根据

2020年全球癌症统计数据，全世界每年有90.5万人新确诊肝癌，在所有癌种中排名第六。而每年有83万人因肝癌死亡，这也让其成为了致死人数第三的大癌种。

我国是肝癌大国。由于乙型肝炎的流行，全世界每年超过40%的新发肝癌和肝癌死亡病例都发生在中国。可能不少患者朋友们身边都有人确诊肝癌，甚至是被肝癌夺去了生命。肝癌就像一个阴险的刺客，患病之初往往悄无声息，没有明显的症状，等到患者有所察觉再就诊时，很可能就已经是中晚期，错过了早期治疗的最佳时机，刺客已经站在面前露出狰狞。

很多人提到"肝癌"，马上联想到的就是患者"面黄肌瘦"的形象。的确，肝癌患者非常容易出现营养不良，其发生率可高达73%，由此给肝癌患者带来的风险可谓多不胜数：患者可能无法耐受手术、放疗、化疗这些抗肿瘤治疗，治疗效果会受到影响，治疗不良反应也会出现得更加频繁和猛烈。而且，营养跟不上，患者整个人的一般状态也不会好，日常生活质量将下降，住院时间可能延长，甚至死亡风险都会增加。

导致肝癌患者营养不良的原因有很多，简单来说，患者因为各种各样的原因吃得少了，吸收差了，消耗的营养多了，就可能出现营养风险。而导致吃得少、吸收差、消耗多的原因，可能有以下几点：

◆ 肝细胞受损，导致吸收差

肝癌患者往往合并有慢性肝炎或肝硬化，可能在确诊肝癌之前，肝细胞就因为长期的慢性病积累了非常严重的损伤。所以肝癌一来，肝的正常功能就更加难以维系了。而肝这个"代谢工厂"一出问题，人体内的血糖、血脂、蛋白质和氨基酸代谢就无法正常运转，肝分泌的胆汁也会减少，于是患者就很难充分消化吸收营养了。

◆ 各种原因导致"吃得少"

肝癌本身就会导致恶心、厌食等症状，影响患者的食欲和食量。如果是肿瘤体积较大的巨块状肝癌，或者是伴发胸水或腹水，还可能直接压迫患者的食管、胃等消化道器官，使患者更加无法正常进食。此外，恶性肿瘤患者往往长期卧床，缺乏锻炼，心情压抑、焦虑，还可能需要忍受肿瘤相关的疼痛，这些原因都可能让患者吃得少、吃不好。

◆ 肿瘤导致"消耗多"

肿瘤在人体内生长，需要消耗大量营养物质，而这些营养肿瘤自己也造不出来，都要从正常细胞那里争抢过来。所以，肝癌患者消耗的能量会比健康人更多。总的能量摄入本来就有限，肿瘤还多吃多占，机体正常细胞分到的就会少之又少，使患者出现营养不良。

◆ 抗肿瘤治疗的影响

各种抗肿瘤治疗，都可能会影响患者的营养状态。像肝切除、肝移植这样的手术治疗，都是创伤大、失血多的大手术，患者手术后的营养需求必然很高，而肝本来已经在手术中受到了损伤，还要代谢更多的营养，一旦"周转不开"，就会引起不同程度的营养不良。

除了手术治疗，放化疗在杀伤肿瘤细胞的同时，也会损伤正常细胞，而修复正常细胞就需要消耗营养。此外，放化疗还会导致厌食、恶心、呕吐、饱胀、肠麻痹、口腔炎、消化道糜烂等一系列不良反应，令患者吃得少，吸收差，陷入入不敷出的泥潭。

既然肝是人体的"代谢工厂"，那么当肝癌发生时，又会对全身的营养代谢产生什么影响呢？

◆ 糖代谢——肝癌患者经常出现葡萄糖耐量降低，从症状上来看，就是既可能出现低血糖，也可能出现高血糖。

低血糖是因为肝功能减弱，各种代谢所需的酶分泌减少，将饮食中碳水化合物代谢为葡萄糖的能力变差了，而将肝糖原转化为葡萄糖的能力也跟不上。肝糖原，其实就是机体一时"用不上"而储存在肝内的多余能量，当血糖偏低时，肝会把肝糖原调动起来，重新分解转化为葡萄糖。肝功能一掉链子，血糖自然也稳不住。

而肝癌患者的高血糖，是因为肝是胰岛素最大的靶器官，肝癌导致正常的肝细胞减少，胰岛素受体随之减少，因此胰岛素降低血糖的作用下降，血糖升高，胰岛素分泌增加。同时，肝分解胰岛素的能力下降，胰岛素不能及时分解，进一步累积出现高胰岛素血症。长期高胰岛素血症引起胰岛素受体敏感度再度下降，造成胰岛素抵抗，最终摄入的葡萄糖将不能正常分解，而是合成为肝糖原储存在肝里。所以，假如肝癌患者进食大量富含碳水化合物的食物，就可能发生持续性高血糖，甚至出现肝源性糖尿病。

◆ 蛋白质和氨基酸代谢——肝癌患者的肝功能差，就会影响白蛋白、纤维蛋白原、凝血酶原等多种血浆蛋白质的合成和转化，表现出来的症状就是低蛋白血症、水肿、腹水、凝血功能异常等，还有些患者会发生肝性脑病，这是一种因肝代谢氨基酸的能力下降而导致的中枢神经系统功能失调综合征，最主要的表现就是意识障碍、行为失常和昏迷，严重的甚至可以导致患者死亡。很多患者听说过的"肝昏迷"就是它的别称。此外，肝癌细胞还会分解骨骼肌等组织中的蛋白质，引起骨骼肌萎缩，并在肝中合成一些对正常组织有伤害的蛋白质（如肿瘤相关蛋白和急性期蛋白），使机体呈负氮平衡状态。

◆ 脂代谢——肝还要负责合成血脂、胆固醇、载脂蛋白这些物质，所以肝功能下降了，血脂代谢就会紊乱，检查各项血脂指标就会出现异常。患者还可能因为脂肪分解，导致身体内的脂肪含量明显减少，体重异常减轻。

◆ 维生素和微量元素代谢——肝癌相关的胆汁淤积和胆汁酸分泌减少，会导致脂肪吸收障碍，从而影响到维生素A、维生素D、维生素E、维生素K等脂溶性维生素的吸收。而缺乏这些维生素和微量元素，患者正常的能量和物质代谢就受到阻碍。

总结而言，肝癌患者的血糖、血脂、蛋白质、维生素和微量元素代谢都可能发生紊乱，并需要额外的补充，而营养支持就是在这种时候派上用场的。

对肝癌患者进行营养支持的主要目的，就是通过科学、合理的营养补充，改善患者的营养状态和肝功能，增强患者对抗肿瘤治疗的耐受能力，让治疗更安全、更有效，同时提升患者的生活质量，延长患者的生存时间。

营养支持的首要目标，是要让患者摄入充足的能量和蛋白质，但根据患者病情的不同，"充足"的含义也不太一样。对稳定期的肝癌患者，建议能量摄入量按体重计算，每天每千克体重的能量需求为30 ~ 35kcal，每千克体重的蛋白质需求是1.2 ~ 1.5克，这样就基本可以满足代谢需求，而进展期肝癌患者的营养目标，则需要根据实际情况做一些调整。

肝癌切除术本身对肝的损伤，以及手术后的营养需求、应激反应，都会进一步加重患者的肝负担，如果患者手术前就存在营养不良，手术并发症的发生率、手术的病死率都将上升。所以，肝癌患者如果接受手术治疗，在术前就需要对营养状态做评估，避免长时间的禁食。

而在手术后，同样需要评估患者的营养状态，并在外科医生的指导下尽早恢复进食、进水。首选的方式当然还是经口进食，也可以进行口服营养补充。但如果患者确实吃不下喝不下，摄入的营养不足，就应该给予肠内营养支持。

肝癌患者的肠内营养支持通常是经患者的鼻孔放置鼻饲管，直接将营养物质输送到胃或者小肠，这样就和人体正常的消化过程比较接近，对维持正常的消化功能、促进肝功能的恢复都有好处，患者也比较容易接受和配合。

如果患者不适合接受肠内营养支持，或者是用了肠内营养也不能满足营养需求，那就可以采用肠外营养补充，靠静脉输液的方式来补充葡萄糖、蛋白质、脂肪和维生素等营养物质。

对接受经导管动脉化疗栓塞术（TACE）、局部消融治疗的肝癌患者，营养支持的目标、支持的方式，也都和手术患者差不多，不过这些局部治疗的损伤比手术要小，患者进食、进水恢复得更快一些，所以可以考虑晚上给患者加餐，或者是长期使用富含支链氨基酸的营养制剂，以帮助患者恢复肝功能。

一些靶向药物或者化疗药物，可能导致明显的胃肠道反应，影响患者的食欲和营养代谢。如果患者本来就存在营养不良，这些胃肠道反应就可能让营养不良更加严重，而营养不良又会导致肝功能进一步恶化，肝功能恶化又会影响靶向治疗和化疗的效果及不良反应——这就形成了恶性循环。

所以，在化疗和靶向治疗前以及治疗的过程中，都应该高度关注患者的营养状态。如果患者治疗前就存在营养不良，或者是治疗过程中胃肠道反应明显，食量明显减少，吃不下饭，就应给予营养支持治疗。口服营养补充和肠内营养依然是优先选择的方式，但对于出现消化道梗阻、胃肠道黏膜损伤、严重呕吐或放射性肠炎等情况，不能耐受肠内营养的患者，就需要使用肠外营养。

终末期肝癌，尤其是临终前的患者，肝功能已经非常差，代谢水平也极度低下，此时如果还按照健康人的营养需求去补充能量和液体，那么患者的肝就会不堪重负，对患者反而有害无益。

因此到了这个阶段，营养支持的目标就是在充分考虑患者疾病状态和治疗意愿的情况下，选择对患者生理和心理上最为舒适的进食或营养干预方式，"怎么舒服怎么来"。

在肝癌患者出院后的随访期间，需要定期评估营养状态。医生会结合肝癌病情、肝功能、下一步治疗计划等因素，制订包括营养支持在内的治疗方案。

对于患者朋友和家属来说，一定要了解营养支持的重要意义，和医生多交流、多沟通。具体来说，患者需要理解和配合，家属要帮着执行和监督，这样才能让营养支持方案真正取得效果，避免出院后患者发生营养不良。

六、如何对血液淋巴肿瘤患者进行营养支持

血液淋巴肿瘤是指起源于血液或淋巴组织的肿瘤，一般包括急性淋巴细胞白血病、慢性粒细胞白血病、慢性淋巴细胞白血病和淋巴瘤。

其中，白血病是一类造血干细胞的恶性克隆性疾病，是我们人体中的早期造血细胞由于增殖失控、分化障碍和凋亡受阻，变成了无法正常成熟、工作和衰亡的精力充沛的"坏"细胞。它们会在骨髓中大量蓄积，干扰机体的正常造血过程，让患者很容易出现贫血、出血和发热等症状，还会像癌细胞一样，随着血流到达并浸润身体的各个器官，影响其他器官的功能。

而淋巴瘤，则是原本帮助人体抵抗病原体侵害的淋巴细胞变成

了侵袭性的"坏"细胞。它们的叛变发生大多与免疫应答过程中淋巴细胞增殖分化产生的恶变有关。我们的淋巴系统由胸腺、淋巴结、淋巴管道和其他淋巴组织组成，除胸腺外，其他组成部分都遍布全身，这也就让淋巴瘤细胞可以顺着淋巴系统迅速传遍全身。

血液淋巴系统肿瘤是一类严重的消耗性疾病，患者常常会发高热，而化疗、放疗的不良反应又会导致患者肠道黏膜损害、消化吸收功能受损，这又进一步加剧了营养不良的风险。很多患者在疾病较早期就会出现食欲减退、消瘦、发热和盗汗等症状，甚至可能发生恶病质。由于患者长期处于疾病的慢性消耗之中，诊断时常常已存在营养不良或营养风险。

◆ 易发生高尿酸血症

我们前面说了，血液淋巴肿瘤患者身体中存在大量异常粒细胞或淋巴细胞，这些恶变的细胞在崩解坏死的过程中，将释放出大量的胞内物质和代谢产物，其中就包括尿酸。而尿酸浓度太高，会损伤肾小球，导致高尿酸肾病。这在放化疗导致肿瘤细胞大量衰亡的时候会更为明显。

◆ 化疗导致机体营养状态改变

化疗是血液淋巴肿瘤的基本治疗手段，会干扰肿瘤和机体细胞的代谢和DNA的合成。许多化疗药物可以刺激我们体内化学感受器的触发区，导致患者恶心、呕吐、味觉改变及习惯性厌食。而且，消化道黏膜细胞更新较快，因此对化疗更敏感，容易发生化疗后肠炎、溃疡及吸收功能下降。这些都将影响患者对营养物质的摄入和消化吸收，增加营养风险。

为血液淋巴肿瘤患者进行营养支持

◆ 能量——相比健康人群，血液淋巴肿瘤患者在静息状态下的能量消耗（REE）更高，但考虑到体力活动的减少，患者的身体活动能耗（PAEE）相比普通人并没有显著增加。因此，血液淋巴肿瘤患者能量需求通常与健康人基本一致。如果能够实施间接能量测定，推荐使用间接能量测定法进行个体化能量需求评估。如不能进行测定，可按照25 ~ 30kcal/（kg·d）给予能量供给。

对于患有白血病的儿童，可按照1 000 + 年龄（岁）×（70 ~ 100）kcal/d的公式进行计算，设定能量目标量。

如果疾病进展期的血液淋巴肿瘤患者发生高热，体温的升高会导致静息能量消耗的升高。具体而言，体温每升高1℃，静息能量消耗平均增加约15%。然而，体温导致的能量消耗增加通常是一过性或暂时的，是否需要增加能量供给，还需要结合患者的病情、体重指数（BMI）、营养不良评定结果等因素综合判断。

部分慢性粒细胞白血病、慢性淋巴细胞白血病和淋巴瘤患者诊断时已经存在营养不良。如果营养不良达到重度，制订能量目标时还需考虑预防再喂养综合征，能量目标在早期可设置为10 ~ 15kcal/（kg·d），耐受后再逐渐缓慢增加至目标量。

◆ 蛋白质 —— 血液淋巴肿瘤患者的蛋白质摄入推荐量为1.0 ~ 1.5g/（kg·d），蛋白质摄入量的增加有利于患者肌肉蛋白的合成，进而改善预后。如果处于疾病进展期，可提高至1.5 ~ 2.0g/（kg·d）。同时存在慢性疾病的老年患者，推荐摄入量为1.2 ~ 1.5g/（kg·d）。肾功能正常的患者，可以按2.0g/（kg·d）或更高摄入蛋白质量。而对于存在慢性肾脏病的患者，蛋白质的摄入量最好不要超过1.2g/（kg·d）。

◆ 脂肪 —— 如果血液淋巴肿瘤患者处于化疗后的缓解期，肠道功能稳定，可参照一般肿瘤患者的代谢特点，增加脂肪摄入，脂肪供能比可达50%，也可以适当增加橄榄油摄入量。

橄榄油含ω-6多不饱和脂肪酸的比例仅为20%，而富含油酸和维生素E，适当增加橄榄油摄入量，有利于平衡大豆油、花生油等脂肪中ω-6多不饱和脂肪酸诱导的炎症反应和免疫抑制。此外，血液淋巴肿瘤基本的治疗方式为化疗，化疗会增加机体氧自由基的形成并削弱机体的抗氧化能力，而橄榄油中富含的维生素E对于防止脂质过度氧化起着重要作用。

如果患者处于疾病进展期或化疗期，消化道黏膜存在损害，正在经口膳食或口服营养补充，则需适当降低脂肪摄入量，等到肠道功能恢复后再提高脂肪的供能比例。

◆ 葡萄糖——对于肿瘤患者而言，机体对内源性和外源性葡萄糖的利用率都不高。而且静脉输注葡萄糖，会引起水电解质紊乱，因此在条件允许下，可以适当降低葡萄糖的供给量，部分由脂肪代替葡萄糖来供给能量。

◆ 维生素和微量元素——血液淋巴肿瘤急性期或进展期常伴有高热，机体能量消耗显著增加，物质代谢过程中大量消耗维生素和微量元素。而如果由于疾病本身或化疗影响，患者肠道功能下降、进食减少，就很容易发生维生素和微量元素的缺乏。因此，建议患者朋友们每日维生素和微量元素摄入量至少达到推荐每日膳食供给量（RDA）。

对于白血病患者，为了改善造血功能，可以适当增加叶酸、维生素B_{12}、维生素C、铁、铜等维生素和微量元素的摄入，以保证正常血细胞分化所需的营养，改善贫血。

对于入院时已经存在重度营养不良患者，开始营养治疗时，应适当提高水溶性维生素的摄入，尤其是维生素B_1和维生素B_2。

◆ 水和电解质——血液淋巴肿瘤患者电解质需求与普通人基本一致，但需注意患者因食欲减退、发热和盗汗所导致的电解质摄入减少和丢失增多，应维持电解质平衡。

欧洲肠外与肠内营养学会（ESPEN）指南指出，肿瘤患者每天水的总摄入量应当低于30ml/（kg·d）。但考虑到实际情况，可参考"量出为入"和"按缺补入"两个原则，将每日尿量维持在1 000～1 500ml。不过，对于出现恶病质的血液肿瘤患者，每日水的摄入还是要严格限制，以防止过多的液体增加心肺和肾负担。

◆ 高尿酸血症的预防——很多家属朋友为了帮助肿瘤患者补充营养，会在患者的膳食中增加肉类、海鲜等富含蛋白质的食材，也时常用肉或鱼类炖煮一锅爱心浓汤。但这对于血液淋巴肿瘤患者却不一定是件好事。很多禽肉、畜肉和大部分的水产都含有较高的嘌呤，这种物质在人体中经过代谢就会产生尿酸，从而增加血液淋巴肿瘤患者发生高尿酸血症的风险。因此，建议血液淋巴肿瘤患者，尤其是化疗期间的患者，进行低嘌呤饮食。以低嘌呤的奶类和蛋类为主要的蛋白质来源，避免肉汤、海鲜和动物内脏等高嘌呤食物。增加蔬菜摄入量，以利于尿酸的排出。同时在医生允许的范围内，尽可能多地喝水，以促进尿酸排泄。

◆ 运动——ESPEN指南推荐肿瘤患者均应进行积极的运动。血液淋巴肿瘤患者的运动处方可以参照健康人的推荐量进行，每周三次以上中等体力活动，每次至少30分钟，最好能够达到45～60分钟。

积极的体力活动能减缓肌肉组织的流失，改善胰岛素抵抗和炎症反应，已经有许多研究表明，积极的体力活动能够减少部分类型肿瘤的复发，延长患者的生存期。

◆ 无菌膳食——血液淋巴肿瘤本身和治疗过程中的高剂量化疗都会导致机体免疫功能的下降，令患者容易发生食源性感染。以往也曾有过为接受高剂量化疗和骨髓干细胞移植的患者供应无菌性饮食的实践。然而，对于需要在什么时间进食无菌性饮食、能达到怎样的效果，目前还缺乏大样本的研究。

一般认为，对于接受骨髓移植的患者，可以按照一般饮食进行管理，不必死磕"无菌"。但是，应当严格遵守食品加工卫生准则，保证食物安全。

◆ 口服营养补充——血液淋巴肿瘤患者接受化疗后，常存在肠道黏膜受损，出现恶心、呕吐，食欲不振的症状，存在营养不良的风险。对于这类患者，如果经过营养咨询后，仍然不能改善饮食摄入量，则推荐进行口服营养补充，以改善营养状况。现实中，患者口服营养补充的量常常不能达到营养治疗的目的，但确实能改善患者的热量摄入，缓解患者及家属的心理压力。

◆ 肠内营养——如患者能够接受，对于存在营养不良但不能通过口服营养补充改善的患者，进行肠内营养支持是效果最好的方法。即使患者因为化疗导致胃肠道功能受损，通过合理选择制剂和输注方式，仍能取得良好的效果。在化疗时，给以肠内营养支持，还可以维持或增加患者的体重。

◆ 肠外营养——如患者存在营养不良，但又有肠内营养禁忌证或预计要禁食7天以上，就可以改行肠外营养治疗。短期的肠外营养支持对于患者来说易于耐受且效果良好，有利于患者肠道功能的恢复和营养不良的纠正。

需要注意的是，目前ESPEN指南暂不推荐对血液淋巴肿瘤患者补充谷氨酰胺，包括口服和静脉补充，尤其是骨髓干细胞移植的患者，也没有充足的证据支持补充谷氨酰胺可以改善化疗引起的肠炎、腹泻及改善预后，反而有可能促进肿瘤的转移。

七、如何对肺癌患者进行营养支持

肺癌是原发于支气管、支气管黏膜或腺体的恶性肿瘤，也是最常见的肺部原发性恶性肿瘤。在我国各种恶性肿瘤中，肺癌的发病率和死亡率都位居第一。2020年我国新确诊恶性肿瘤患者中，每6人就有1人是肺癌，而死亡的恶性肿瘤患者中，每4人就有1人是肺癌。

可见，肺癌是恶性肿瘤中，危害我国国民健康的头号杀手。

目前认为，吸烟是导致肺癌最重要的高危因素。烟草中有超过3 000种化学物质，其中的很多都属于强致癌物，可以损伤支气管上皮细胞的DNA，使致癌基因激活、抑癌基因失活，并最终导致癌变。

不过，空气污染、电离辐射、职业和环境接触、慢性炎症、遗传等因素，也都与肺癌的发生发展密切相关。甚至连大家普遍认为与肺癌"不沾边儿"的饮食，也与肺癌有着千丝万缕的联系。

膳食营养与肺癌有什么关系

关于膳食营养与肺癌的关系，国内外已开展了大量的流行病学研究，目前令人信服的结论是：进食更多的新鲜蔬菜和水果可以减少患肺癌风险，这可能是与蔬菜、水果富含维生素C、维生素E、硒及其他植物化合物有关。

一项针对上海市区不吸烟女性肺癌的研究显示，蔬菜、水果、维生素C的摄入量越多，肺癌的发生率越低。另一个上海地区男性队列研究则发现，尿液里检出异硫氰酸盐（ITC）的人，肺癌相对危险度更低。这说明异硫氰酸盐可能是肺癌的保护性因素，而这种化合物的主要来源是十字花科蔬菜，如卷心菜、洋葱、西蓝花等。

这也就意味着，十字花科的蔬菜可能会帮助我们预防肺癌的发生。

此外，有饮茶和进食酸奶习惯的人，肺癌风险也较低。但吸烟是肺癌的超强危险因素。对于吸烟者，摄入高剂量的 β-胡萝卜素或维生素A营养补充剂反而会增加（注意，不是降低）肺癌的风险。膳食中摄入过多的总脂肪、饱和脂肪酸和胆固醇，以及过度饮酒，同样可能增加肺癌风险。

对肺癌患者进行营养支持

我们前面说了，肺癌在我国不仅发病率第一，死亡率也是遥遥领先。对于这样一种凶险的疾病，任何对预后有影响的因素，都值得谨慎对待。而营养不良被认为是降低肺癌患者生活质量和生存时间的关键因素。有45%的肺癌患者在初次确诊时就已经存在营养不良，并且这一比例随着疾病的进展还会不断增加。到晚期时，超过一半的肺癌患者将出现厌食症状，从而加剧营养不良风险。

因此，个体化的营养筛查和营养评估（膳食调查，人体测量，实验室指标）应尽早开展。

很多研究已经证实，体重指数（BMI）可作为肺癌切除术后生存期的预测因素，术后体重指数 ≥ 30kg/m² 的肺癌患者，生存率远高于体重指数 < 30kg/m² 的患者。而营养支持可以改善肺癌患者的营养状态、免疫功能和最终预后，其中肠内营养支持的效果又明显优于肠外营养。

目前，随着镇吐药的不断发展，与化疗相关的恶心、呕吐等不良反应已经得到了有效的控制，肺癌患者朋友们可以吃得更好、吐得更少，这就为大家通过及时开展营养支持获得更好的生活质量与临床结局提供了充分的可能性。

针对肺癌患者的营养支持，中国抗癌协会专家共识和中华医学会肠外肠内营养学分会指南建议：

◆ 无论根治手术还是姑息手术，肺癌患者都应按照加速康复外科原则和流程，实施围手术期的营养支持。在手术前后尽早经口摄入流质饮食或给予营养补充剂。对于化疗患者，不推荐常规进行营养治疗，但对于存在营养风险和营养不良的患者，可以行营养治疗，并首选肠内营养（口服或管饲）。

◆ 如果放疗患者存在营养不良或具有潜在营养风险，推荐首选肠内营养（口服或管饲），如果是放疗导致口腔和食管黏膜炎的患者，则首选胃造口。

◆ 对于放疗后发生严重胃肠道黏膜炎、不能耐受肠内营养但又需营养治疗的患者，推荐肠外营养支持。

制订肺癌患者的营养支持方案，要瞄准三项关键指标：能量、蛋白质和脂肪。

能量是生命的能源，肿瘤患者的营养支持需要满足能量的目标需要量，而目标需要量的确定，要使用"间接测热法"来测定患者机体在静息状态下的能量消耗。如果不具备测定条件，则可以按照 $25 \sim 30$ kcal/（kg·d）提供能量。

外源性蛋白质能够促进患者肌肉蛋白的合成代谢，纠正负氮平衡，修复损伤组织。富含氨基酸的营养支持治疗可提高化疗后非小细胞肺癌患者血清中酪氨酸的浓度，帮助患者缓解焦虑情绪，调节神经系统功能，改善慢性疲劳等。

脂肪是一种高能量密度的营养素，某些脂肪，如鱼油中的二十碳五烯酸（EPA）和二十二碳六烯酸（DHA）等 ω-3 脂肪酸。ω-3 脂肪酸还具有免疫调节作用。很多随机对照试验都证实，ω-3 脂肪酸能够增强免疫，改善恶性肿瘤患者的疲劳、食欲不振和神经病变，并增加患者的体重和瘦组织。

以上面三种关键要素为基石，临床营养师会根据肺癌患者的日常饮食和营养评估结果，计算营养支持所需的能量，并给出个体化建议。能量的目标需要量一般为静息能量消耗×体温系数×应激系数×活动系数，蛋白质的目标推荐量为1.2～2.0g/（kg·d），手术创伤大的患者需求更高，推荐量为1.5～2.0g/（kg·d），来源以乳清蛋白为佳（比如牛奶中多含）。来自脂肪的能量应该在总能量中占比30%，其中饱和脂肪酸、单不饱和脂肪酸与多不饱和脂肪酸的比例约为1～2∶1∶1，并且饱和脂肪酸中增加中链脂肪酸的占比，在多不饱和脂肪酸中增加ω-3多不饱和脂肪酸（ω-3 PUFAs）含量（2～8g EPA加1～3g DHA）的占比，降低碳水化合物占比，增加膳食纤维量和微量营养素的摄入。

> **知识卡片**
>
> 特殊医学用途配方食品，简称"特医食品"，是为了满足进食受限、消化吸收障碍、代谢紊乱或特定疾病状态的患者对营养素或膳食的特殊需要，专门加工配制而成的配方食品。

肺癌患者的个体化膳食营养管理

◆ **手术治疗**——手术是肺癌临床治疗的主要干预手段之一，可以最大限度地切除肿瘤病灶。但手术对于机体而言，也是一种外源性的创伤打击，会使患者产生一系列应激反应和术后并发症，加重代谢负担，也增加患者对营养的需求。再加上很多患者在术后消化、吸收能力会减弱，就很容易导致营养不良的发生。

从中西医结合的角度，由于肺癌手术后肺气损伤，患者容易出现气短、乏力、胸闷、自汗等症状，饮食上可以加入补养气血的食物，如山药、大枣、桂圆、梨等。此外，食物要尽量做得细、软、烂且易消化，如稀粥、藕粉、菜泥、肉泥、酸奶、蛋羹、肉末粥等，同时避免辛辣刺激的食物。经过一段时间后再逐步过渡到软食或普通膳食。

总体来说，为了促进伤口的愈合和病情的好转，应该尽早恢复经口饮食，进食情况不佳导致摄入营养不足的患者，可以通过肠内营养进行补充（口服营养补充或管饲），但需要在营养师指导下选择肠内营养制剂或特殊医学用途配方食品，以促进消化、免疫等功能的恢复。

◆ **化疗及其间歇期**——肺癌的化疗基本是全身用药，典型的方式是通过"输液"或口服让化疗药物在全身起到治疗效果，而最主要的不良反应主要集中在消化系统和造血系统。

其中消化系统受损，主要表现为食欲不振，其次为厌食、恶心、呕吐、腹泻、便秘等。患者朋友们应该尽量进食容易消化的食物，比如稀饭、面包、馒头、包子、鱼肉、鸡蛋、土豆、果酱等，并且少吃多餐，以减少对胃肠道的刺激。

对于恶心、呕吐严重的患者，应该在医生指导下服用镇吐药，等到呕吐缓解后再喝水。避免油腻或太甜食物，可以食用冷藏或温凉的食物。无法正常进食的患者可以遵医嘱使用肠内营养，肠内营养也无法使用或不能满足营养需求时，可以采用肠外营养，即经静脉输入葡萄糖、氨基酸、蛋白质等营养物质，同时避免可能导致恶心的气味，如油烟、香烟等。

对于腹泻的患者，应该避免进食油腻、刺激性及含粗纤维的食物，适度摄取含有可溶性膳食纤维的食物，如燕麦、苹果、香蕉、木耳等。也可以服用益生菌。要注意补充水分及电解质。

对于便秘的患者，则应摄取高膳食纤维食物，并同样要喝足量的水。可以服用益生菌，并遵医嘱服用软便药物。同时，保持每日适当的运动，培养良好的如厕习惯。

对于因为化疗引起骨髓抑制、白细胞和血小板减少的患者，应该多吃富含优质蛋白质的食物，如瘦肉、动物肝、动物血等。

在化疗间歇期，也就是两次化疗之间间隔的时段，建议采用易消化的高热量、高蛋白质、高维生素及矿物质、低脂肪的饮食模式，如谷类、蔬果搭配鸡肉、鱼肉、鸡蛋等，同时辅助以健脾养胃的食物，如薏苡仁、扁豆、大枣等。烹调方式以煮、炖、蒸为主，注意食物的色、香、味，也可以用香菇、柠檬等食物调味来刺激食欲。但忌食辛辣刺激的食物，以避免加重胃肠道负担。

◆ 靶向治疗期间——肺癌的靶向治疗在近年来异军突起，新药频出，带给患者显著的生存获益，因而格外受到肺癌患者的关注。

相比化疗，靶向治疗的不良反应普遍更温和，其中主要的消化系统不良反应表现为腹泻/便秘、恶心、食欲减退和肝功能异常等，但相比化疗，程度就轻多了，并随着患者用药时间的增加，不良反应也会逐渐减轻。

在饮食方面，靶向治疗期间的肺癌患者可以结合自身实际情况，灵活参考上文中化疗患者营养支持的建议。

如果因靶向药物导致腹泻，在轻度的一二级腹泻的情况下，可以继续服用靶向药物，注意补水和电解质平衡，必要时在医生指导下服用蒙脱石散等止泻剂。如果达到三级的严重腹泻，则需要暂停靶向药物，并遵医嘱服用洛哌丁胺等止泻药，等腹泻恢复到一级轻度腹泻后，再继续服用靶向药物。如果依然严重腹泻，可以考虑减量服用，还是严重腹泻的，就可能需要停药或更换其他靶向药物了。

值得注意的是，非小细胞肺癌患者在服用靶向药物期间不宜使用西柚、石榴、杨桃等含有柚苷、呋喃香豆素类和类黄酮化合物柑橘素的水果。这些水果中的成分能够抑制肝和肠道系统中细胞色素P4503A4的活性，从而干扰吉非替尼、布加替尼、克唑替尼等靶向药物的氧化代谢，使药物在血液中的浓度增加，清除时间延长。

坊间有患者认为，就着西柚汁服用靶向药物可以提升血药浓度，增强疗效，从而"值回药价"。其实，这是非常危险的：服药的剂量是根据药物的疗效、不良反应和在人体中的代谢规律，经过精密计算和大量试验而确定的，试图干扰药物代谢、增加血药浓度，就可能使血液中的药物超过安全剂量，并引发更强烈的毒性。

也有些患者朋友会为这些水果辩护，称"离开剂量谈毒性，都是耍流氓"。关键是，这些水果吃多少会导致用药风险，患者自己很难把握。在替代性选择如此丰富的情况下，最安全的剂量就是：不吃。

此外，还有一些靶向药物对酸碱环境、饮食中的脂肪含量等比较敏感，患者服用的某些食物或其他药品（如抑制胃酸分泌的质子泵抑制剂）都可能影响这些靶向药物的生物利用率，因而需要在餐前或餐后服用，或者避开某些药物的服用时间。患者朋友们在用药前，一定要仔细阅读说明书。

◆ 放疗——放射治疗是肺癌治疗的重要手段。患者在治疗期间，常常会接受胸部、头部等部位的放疗，以控制局部病情，但放疗患者也会因为放射性食管炎、放射性肺炎或颅内放射部位的水肿高压而导致食物摄入减少，进一步引起营养状态恶化。

由于放疗对正常细胞和癌细胞都有杀伤作用，对身体伤害也比较大，因此，肺癌患者保持放疗顺利进行的前提就是必须足够重视饮食营养支持。同时，中医又认为放疗会伤及肺阴，引起口干咽燥、咳嗽、皮肤灼痛等症状。因此，放疗期间应多选择清淡少油腻、无刺激的、滋阴清热解毒的食物，通过肉剁细碎、蔬果榨汁等形式，促进消化吸收，提高食欲。这类食物包括生梨汁、鲜藕汁、荸荠汁、胡萝卜汁、芦根汤、赤豆汤、绿豆百合汤、冬瓜汤、西瓜、蜂蜜、银耳羹、皮蛋瘦肉粥、银耳莲子羹、酸奶、龙须面等。

在放疗的间歇期，应该采用煮、炖、蒸等烹饪方法，少食多餐，多食以鱼、肉、蛋、新鲜蔬果为主的食物。其中滋阴甘凉的食物有番茄、菠菜、枇杷、枸杞、甜橙、罗汉果、香蕉等。如果有气血不足的现象，则适合补充高蛋白质和补气生血的食物，如奶类、牛肉、黄鳝、瘦肉、龙眼、桃仁、莲子、黑芝麻、山药、动物肝、大枣等。同时忌食助湿生痰和辛辣的食物，如肥肉、韭菜、辣椒、胡椒、大葱、生姜等。

放疗导致的其他不良反应，也可以从膳食营养的角度加以调节应对。

对于因放疗导致呼吸困难、干咳、咳泡沫痰的患者，应该多吃化痰止咳的食物，如梨、莲子、百合、白萝卜等。同时，放疗后患者津液大伤，应多吃清热、润肺、生津的食物，如莲藕、银耳、茼蒿、冬瓜、鱼腥草等。

对于因放疗导致口腔溃疡的患者，应该选择较凉、较软、较细碎或者流质的食物，避免酸、辣或过于刺激的食物。也可考虑使用吸管吸吮液体，以减少对溃疡创面的刺激。

对于放疗导致吞咽困难的患者，应调整食物质地，视不同情况予流质、细碎或泥状食物、半流质及软食。必要时可以增加乳脂等增稠剂，适当增加食物黏稠度，以防止患者呛噎。

康复期肺癌患者如何"食疗"

无论放化疗还是靶向治疗，都只能陪伴肺癌患者"走一段"，唯有"食疗"可以与患者朋友们"共一生"，在一餐一饭中默默发挥功效。

我国传统医学素有"药食同源"的理念。唐代《黄帝内经·太素》一书中写道："空腹食之为食物，患者食之为药物"，说的就是食物既可以果腹，又可以药用。在我们今天的日常饮食中，也有很多食物具有特定的食疗功能。

有养阴润肺作用的，如苦杏仁、海蜇、百合、荸荠等；有镇咳化痰作用的，如藕、莲子、鸭梨、山药、百合、白木耳、萝卜、橘皮、橘饼、枇杷、海蜇、荸荠、海带、紫菜、冬瓜、丝瓜、芝麻、无花果、罗汉果、橙、柚子等。尤其是梨，能缓解放化疗引起的干咳，但胃功能不好的患者要注意，不要空腹吃梨，最好用梨煮水，在饭后饮用。

发热的患者可以食用黄瓜、冬瓜、苦瓜、莴苣、茄子、发菜、百合、苋菜、荠菜、蕹菜、马齿苋、西瓜、菠萝、梨、柿、橘、柠檬等。

咯血的患者则可以选择青梅、藕、甘蔗、梨、海蜇、海参、莲子、菱、海带、荞麦、黑豆、豆腐、荠菜、牛奶、甲鱼、牡蛎、淡菜等食物。

◆ 一位肺癌患者的膳食处方

曾女士是一位肺癌术后发生多发转移的患者，今年77岁，身高165cm，体重55kg，BMI 20.2 kg/m^2。

对于这样一位患者，临床营养师会怎样开出营养处方呢？

第一步，询问病史。

营养师需要了解曾女士肿瘤的控制情况、相关并发症、血糖、血脂，有没有恶心、呕吐、食欲减退、吞咽困难等情况；了解患者饮食摄入的情况，包括①饮食习惯；②每日几餐；③主食、蔬果、肉、蛋、乳制品，烹调油、坚果，调味品等的摄入；④身体活动情况；⑤烟酒摄入情况。

第二步，判断体重是否正常。

根据曾女士的身高，可以计算出她的标准体重应为165-105 = 60kg，实际体重为55kg，BMI 20.2kg/m²，属于正常体重范围。

第三步，计算每天能量的目标推荐量。

按每天30kcal/kg计算，曾女士每日所需的总能量为60kg × 30kcal/kg = 1 800kcal，脂肪需要量按总能量的30%计算，应为 1 800kcal × 30% ÷ 9kcal/g = 60g，蛋白质需要量按1.5g/（kg·d）计算，应为60kg × 1.5g/（kg·d）= 90g/d，碳水化合物需要量应为（1 800kcal−60g × 9kcal/g−90g × 4kcal/g）÷ 4kcal/g = 225g。（脂肪、碳水化合物、蛋白质的能量系数分别为：脂肪9kcal/g；碳水化合物4kcal/g；蛋白质4kcal/g）

第四步，开具膳食处方。

结合曾女士的实际情况，临床营养师为她开具的膳食处方为：主食（粮谷类）每日230g（生重），其中杂粮占三分之一。蔬菜500g/d（以叶菜和瓜类为主），水果200g/d（以含糖量低的水果为宜）。瘦肉类100g/d（以禽肉为主，减少畜肉类摄入），鱼虾100g/d（以海鱼为佳）。蛋类2个/d，牛奶250ml/d，豆类及制品：大豆类30g/d，相当于豆腐130g或豆腐干65g。烹调植物油20g/d，食盐少于6g/d。

◆ 这些食疗方，美味又养生

银耳菊花粥

作用：清热润肺。

材料：糯米100克，银耳、菊花各10克。

调料：蜂蜜10克。

做法：银耳泡发后洗净，撕成小朵；糯米洗净，浸泡4小时。取瓦煲，加适量清水，用中火烧沸，下糯米用小火煲至糯米八成熟。放入银耳和菊花，用小火煲20分钟，稍凉调入蜂蜜即可。

鲜藕汁

作用：润肺、清肺热、生津，适合肺癌患者治疗期间食用。

材料：新鲜嫩藕200克。

做法：鲜藕洗净，切成薄片。将藕捣烂如泥，用洁净纱布绞取鲜汁，每日1次。

银耳百合雪梨羹

作用：止咳、生津。

材料：雪梨2个，水发银耳100克，干百合20克，枸杞10克。

调料：冰糖适量。

做法：雪梨洗净，去皮和核，切小块；干百合用水泡软；枸杞洗净；银耳泡涨，撕小朵。锅置火上，将银耳放进锅内，加入适量水，大火烧开，然后改小火炖煮至银耳软烂时，再放入百合、枸杞、冰糖和雪梨块，加盖继续用小火慢炖直到梨块软烂时关火。

八、如何对乳腺癌患者进行营养支持

乳腺癌是发生于乳腺腺上皮组织的恶性肿瘤，也是女性最主要的健康威胁之一。

由于乳腺并不是维持人体生命活动的重要器官，所以原位乳腺癌并不致命。然而，一旦乳腺癌细胞丧失了正常细胞的特性，细胞间连接变得松散而易脱落，游离的癌细胞就可以随着血液或淋巴液播散至全身，也就是人们常说的"扩散了"。此时的乳腺癌就可以危及生命。

乳腺癌和饮食营养有什么关系

乳腺虽然在功能上和消化沾不上什么关系，但乳腺癌却与饮食有着千丝万缕的联系。

目前，大量的研究已经证实，饮酒、高脂肪和红肉的摄入会增加乳腺癌的风险，但降低脂肪的摄入量能否降低乳腺癌风险，却尚未得到有力的证实。不过，科学家发现，相比脂肪的摄入总量，脂肪酸的种类似乎与乳腺癌关系更为密切。比如反式脂肪酸与乳腺癌风险增加有关，而大量摄入含有ω-3多不饱和脂肪酸（ω-3 PUFAs）的深海鱼、大豆异黄酮、β-胡萝卜素和膳食纤维，可共同降低乳腺癌的发生风险。

除此以外，一些研究还发现，富含粗粮、深色蔬果、大豆及豆制品、家禽类、鱼类和低脂乳品的膳食模式（类似于我们后面提到的"地中海饮食"）可以降低发生乳腺癌的风险和总体死亡率。这样的饮食也被很多医生和营养师当作乳腺癌预防或恢复期的膳食范本。

但是，很多女性朋友寄予厚望，认为能够提升免疫力、防范乳腺癌发生发展的维生素、叶酸等膳食补充剂却并没有受到专家的推荐，甚至叶酸补充剂还可能会增加乳腺癌的风险。因此，业内通常建议通过蔬果和全麦谷物获取叶酸。比如美国公共卫生学院就倡导成年人每天至少喝两到三杯蔬菜汁，一杯半到两杯水果汁。

另外，有"大补气血"之说的胎盘（中医称为"紫河车"）由于含有大量的激素而被明确视为乳腺癌患者的进食禁忌。

这充分说明，科学的膳食营养对乳腺癌的预防和康复意义重大。防范乳腺癌，关键还在健康饮食、控制体重、适度运动。其中运动在乳腺癌的防治康复中，是一个与饮食营养相辅相成的重要因素。多项研究表明，高频度的体育锻炼对乳腺癌的预防和康复都有益处。所以如果超重或肥胖，可以通过增加或保持中等水平的体育锻炼，来抵消饮食不当带来的负面影响。

营养不仅关乎乳腺癌的发生，更与乳腺癌的治疗康复有着千丝万缕的联系。多项研究发现，乳腺癌患者无论在手术后还是化疗后接受营养支持，都有助于升高白蛋白和血红蛋白、恢复体重和免疫指标、改善术后营养状况和化疗不良反应，从而使患者获得更高的生存质量。

◆ 手术治疗的乳腺癌患者应该如何饮食

乳腺癌患者在手术后会出现失血、食欲缺乏、消化吸收功能下降、排便不顺等现象，导致营养吸收不良，影响术后恢复。因此，应该在手术前就防患于未然，做好饮食调整，从而帮助治疗顺利进行。

饮食调整的原则，我们可以概括为"热量充分，蛋白充足，多吃果蔬，合理忌口"十六个字。

"热量充分"，是说患者在饮食中要摄取足够的碳水化合物，通常是米、面、谷物等主食。充足碳水化合物可以给我们的机体供给足够热量，防止机体在热量不足时"劈掉钢琴当柴烧"——消耗宝贵的蛋白质来供能。

"蛋白充足"，是说患者要多食用富含蛋白质的食物。如果饮食中缺乏蛋白质，就会引起营养不良，造成水肿，对乳腺癌术后伤口的愈合和病情恢复不利。

"多吃果蔬"，是因为水果、蔬菜中的维生素和矿物质有助于术后的伤口修复。比如维生素A和B族维生素可以促进组织再生和伤口愈合，维生素K参与凝血过程，减少术中及术后出血，而维生素C可以降低微细血管的通透性，减少出血。

"合理忌口"，则是说乳腺癌者在术后避免食用煎炸、荤腥、厚味、油腻和辛温的食物，以利于伤口愈合。

◆ 放疗、化疗期间和间歇期的患者应该如何饮食

在放疗期、化疗期及其间歇期，患者在经历消耗体力的治疗后，往往出现食欲缺乏、恶心、呕吐、口腔发炎等情况，自然会影响进食，增加营养不良、预后不佳的危险性。

在日常饮食原则方面，这一阶段的乳腺癌患者应该遵循的饮食原则可以概括为"蛋白热量充足，果蔬多类足量，流食少量多餐，适度体能活动"二十四个字。

"蛋白热量充足"，是说患者要尽量食用高热量、高蛋白质的均衡饮食。其中高生物价的蛋白质食物（蛋、奶类、肉、鱼、豆制品）应该占到蛋白质总量的一半以上。但要注意减少油炸、油煎的烹调方法，以清淡为主。

"果蔬多类足量"，是说果蔬的摄取不仅要充足，还要增加种类，每天至少要进食1.5碗煮熟的蔬菜和洗净的水果。

"流食少量多餐"，是说对于以流质饮食为主的患者和食欲降低的患者，可以采用少量多餐的方法，每天6～8顿饭。

知识卡片　　生物价，是衡量来自食物的蛋白质最终在多大程度上转化成人体蛋白质的指标。生物价越高，这种食物转化成人体蛋白质的效率越高。

"适度体能活动"，是强调乳腺癌康复和营养治疗与运动之间的密切关系。乳腺癌患者应当依照个体差异调整活动强度和频率，每天至少达30分钟。

◆ 药物治疗发生不良反应该如何调整饮食

很多乳腺癌患者因为药物治疗的不良反应，会导致食欲减退或进食困难。在这种情况下，可以尝试通过饮食成分、口味和进食方

法的调整加以改善。

当味觉或嗅觉发生改变时,可以尝试多吃新鲜蔬果,或将新鲜水果混入奶昔、冰淇淋或酸奶中,酸甜的口感会激发食欲,缓解一些患者的口干、口苦感。同理,也可以在烹饪中增加酸性调味料,比如使用柠檬水、柑橘类水果和醋来腌制食物。但要注意发生口腔溃疡的患者不适用,以免酸性物质刺激创面。此外,也可以尝试采用一些味道浓郁的调味料进行调味,如洋葱、大蒜、迷迭香、龙蒿、芥末或薄荷等。

对于发生口干、口腔黏膜炎或口腔溃疡的患者,烹调方法应该以蒸、炖为主,食物以清淡易消化、刺激小且细碎易煮烂为宜,避免辛辣、刺激、粗糙食物。在进食中,要细嚼慢咽,尽量进食冷藏或室温下柔软湿润的食物,如煮熟的嫩鸡肉和鱼肉、细加工的谷类等。食物中可加入黄油、肉汤、酸奶、牛奶等,使食物的质地更加湿润柔软。

患者进食后也不要立即躺下,以免食物反流刺激黏膜。

除了"吃"以外,"喝"也有讲究。发生口干、口腔黏膜炎或口腔溃疡的患者要注意随时啜饮水,每天饮水量达到两升左右。水中可以泡入菊花、洋参片等,也可以饮用绿豆汤、西瓜汁、梨汁、藕汁,同时多吃生津蔬果,如白萝卜、莲藕、山药、猕猴桃。必要时还可以口含薄荷润喉片。

此外,要养成良好卫生习惯,保持口腔清洁。用苏打水和淡盐水漱口,避免使用含酒精的漱口水,防止感染,促进溃疡愈合。

乳腺癌患者在康复期如何进行营养支持

乳腺癌患者在康复期的健康生活模式,可以简单概括为以下十六个字:

"体重达标，合理营养，戒烟戒酒，规律运动"。

◆ 体重达标——乳腺癌患者在康复期应该尽量使体重维持在理想水平，即 BMI 18.5 ～ 23.9kg/m²。对于已经超重或肥胖的患者，要注意降低膳食能量摄入，并接受个体化的运动减重指导。但体重过重的患者也不要急于求成、快速减重，每月减重1 ～ 2kg即可。对于积极抗癌治疗后处于营养不良状态的患者，则应该由专科医师和营养师进行评估，制订和实施营养治疗改善计划。

◆ 合理营养——一些乳腺癌患者朋友曾听说过"地中海饮食"。

地中海饮食，是指希腊、法国、意大利等地中海沿岸国家的饮食结构。很多研究发现，这种饮食结构可以降低肥胖和心脑血管病的风险，还可以使乳腺癌幸存者降低癌症复发率和总死亡率。

欧洲肠外与肠内营养学会（ESPEN）制定的针对癌症幸存者的营养治疗最新指南中，提出了一种健康的饮食模式，其基础就是地中海饮食，我们可以将其描述为：

摄入足够的蔬果、全谷物，丰富的鱼类和禽类，适量摄入低脂乳品，限制红肉（每周不超过三份）、加工肉的摄入量，严格限制糖、糖果和酒精的摄入。

那么，如何把这种健康的饮食模式贯彻到我们的一日三餐中呢？

我们不妨针对主要营养素逐一分析一下。

在蛋白质方面，乳腺癌患者要摄入适量的优质蛋白质。鱼、瘦肉、去皮的禽肉、蛋类、低脂和无脂的乳制品、坚果和大豆类等食物均是优质蛋白质的来源，同时可提供不饱和脂肪酸。其中大豆除了丰富的蛋白质和纤维素，还含有大豆异黄酮，能够帮助调节激素水平。但由于缺乏证据，并不推荐乳腺癌患者服用含有大豆异黄酮的保健品以降低复发风险。

在脂肪方面，不难发现，乳腺癌防治和康复的一个要点就是控制体重，避免超重和肥胖。因此，在膳食中就要避免摄入过多的饱和脂肪酸或脂肪含量较高的红肉，而是选用脂肪含量较少的去皮鸡肉、鱼虾肉（不含鱼腹肉）、猪或牛里脊肉。食用乳制品的时候也要尽量用低脂或脱脂乳制品替代全脂奶。

此外，烹饪时添加的油脂也是我们膳食中重要的脂肪来源。对于乳腺癌患者，要多采用蒸、煮、炖、卤、凉拌等烹饪方法，避免用油量大的煎、炸。用油的时候要选择正确的好油，如富含ω-3不饱和脂肪酸的亚麻籽油、核桃油和富含单不饱和脂肪酸的橄榄油、茶籽油，避免反式脂肪酸及饱和脂肪酸，这两类脂肪酸广泛存在于黄油、牛油、动物性皮脂、棕榈油和椰子油中。

在碳水化合物方面，乳腺癌患者的碳水化合物应来源于富含基本营养成分和膳食纤维的食物，如蔬菜、水果、全谷物和豆类食物。全谷物中含有多种维生素、矿物质及其他营养成分，可以降低癌症和心脑血管疾病风险。而精制谷物中维生素、矿物质、膳食纤维的含量远低于全谷物。糖和含糖饮料（软饮料和果汁饮料）会增加膳食中能量的摄入，使患者体重增加，因此也应限制摄入。

在膳食纤维方面，建议乳腺癌患者每天摄入膳食纤维25～30g。膳食纤维分为水溶性与非水溶性两种，前者包括果胶、树胶等，富含于蔬菜、水果、大麦和豆类中。后者则包括纤维素、木质素等，富含于全谷类、麦麸皮中。要想摄入足量的膳食纤维，可以用全谷类或杂粮饭代替白米饭，辅以各种蔬果。

值得一提的是，蔬果除了膳食纤维，还含有大量人体必需的维生素、矿物质、生物活性植物素，属于低能量密度的食物，可以帮助乳腺癌患者保持健康的体重。现有研究发现，每天摄入5份蔬果（每份相当于150g），每周6天坚持每天步行30分钟以上，能使乳腺癌患者的生存率达到最高。

◆ 戒烟戒酒——烟草和酒精对于恶性肿瘤患者的伤害不言而喻，对于康复期的乳腺癌患者，应努力戒烟戒酒。

◆ 规律运动——运动与饮食在乳腺癌患者的康复中起到相辅相成的重要作用。有些患者看到"康复期"就觉得需要靠"养"，并将其狭隘地理解为静躺静坐的休养状态，这其实是非常错误的。乳腺癌患者在康复期应该尽快恢复日常的体力活动。18到64岁之间的乳腺癌患者，每周应该坚持至少150分钟中等强度的有氧运动或抗阻运动，大致为每周5次，每次30分钟或每周2次，每次75分钟。年龄大于65岁的老年患者应减少锻炼时间至10分钟以内。

我们可以结合一个真实的案例来看一看：

林女士，54岁，身高155cm。两个月前发现乳腺癌第1期，体重在1个月内由63kg下降至56kg，一个月内下降了7kg，属于严重体重减轻。医师建议咨询临床营养师进行营养指导。

目前，林女士已经进行了单侧乳房切除术，并接受化学治疗。化疗后不良反应包括易疲劳、食欲缺乏和口腔干燥。实验室指标显示，林女士的白蛋白36g/L，血红蛋白130g/L，白细胞计数（WBC）3.8×10^9/L（较低），提示肾功能的指标尿素氮和肌酐均在正常范围内。

近日，林女士食欲欠佳。早餐只喝了麦片粥；午餐米饭半碗、炒蛋和豆腐、青菜、萝卜贡丸汤（只喝汤）；晚餐阳春面半碗、卤蛋一个、青菜少许。

◆ 林女士目前有哪些营养问题呢

经临床营养师评估，林女士面临的营养问题主要包括：

（1）因口腔干燥、食欲缺乏导致热量和蛋白质摄取不足。

（2）血液指标中白蛋白过低，白细胞计数过低。

（3）主观整体评估（SGA）为B级，属于中度营养不良。

（4）患者主观整体评估（PG-SGA）为18分，亟需营养支持介入。

◆ 林女士的膳食处方如何确定标准

（1）根据林女士的身高计算其标准体重155-105 = 50kg。林女士实际体重为56kg，BMI 23.3kg/m²，属正常体重范围。

（2）计算林女士每天能量的目标推荐量。按每天30kcal/kg体重计算，每日所需总能量为：50kg×30kcal/kg = 1 500kcal。

（3）应摄入的脂肪按总能量的30%计算，为：1 500kcal×30%÷9kcal/g = 50g。

蛋白质按1.5g/（kg·d）计算，为：50kg×1.5g/（kg·d）= 75g。

碳水化合物为：（1 500kcal-53g×9kcal/g-75g×4kcal/g）÷4kcal/g = 180g。

◆ 林女士应该怎样"吃"

营养师根据林女士的情况，为她开出了膳食营养处方：

主食（粮谷类）每日200g（生重），其中杂粮占三分之一。蔬菜500g/d（叶菜和瓜类为主），水果200g/d（以含糖量低的水果为宜）。瘦肉类75g/d（以禽肉为主，减少畜肉类摄入），鱼虾75g/d（以海鱼为佳）。蛋类1个/d，牛奶200ml/d。豆类及制品：大豆类25g/d，相当于豆腐100g，豆腐干50g。烹调植物油20g/d，少食多餐。

九、如何对头颈部肿瘤患者进行营养支持

头颈部肿瘤包括颈部肿瘤（如甲状腺肿瘤）、耳鼻喉科肿瘤（如鼻咽癌、喉癌）以及口腔颌面部肿瘤（如口腔癌、舌癌、颊癌）三大部分。由于头颈部器官集中，头颈部肿瘤的原发部位和病理类

型之多，堪居全身肿瘤之首。

头颈部肿瘤的发病具有明显的地域聚集性，在欧美国家发病率较低，年发病率仅（0.22～0.5）/10万人口，属于名符其实的小癌种，但在中国南方多省则较为高发，尤其是广东省，年发病率可达到（30～80）/10万。这与当地人民的生活、饮食习惯密切相关。

除手术治疗外，放疗是头颈部肿瘤的主要治疗手段。对于早期患者，常推荐采用单纯根治性放疗或手术，中晚期患者则推荐手术和放化疗结合的综合治疗。

由于头颈部是进食的必经通道，因此，20%～70%的头颈部肿瘤患者都可能发生营养不良，具体因患者的年龄、癌症种类和分期不同而有所差异。其营养风险仅次于消化道肿瘤。

而营养不良将直接影响肿瘤对放疗和化疗的敏感性，并严重影响患者的生存质量和预后。因此，合理的营养支持治疗对于头颈部肿瘤患者具有重要意义，在治疗的同时做好营养支持才是王道。

头颈部肿瘤虽然可能发生在不同的部位，但其营养支持具有一定的共性，我们可以以鼻咽癌为例来加以说明。

调强放疗（IMRT）是一种在鼻咽癌中被广泛应用的放疗手段，它的确显著提高了鼻咽癌患者的生存率，也部分降低了治疗相关的不良反应，但患者的营养状况却并没有明显改善。据统计，头颈部恶性肿瘤患者放疗期间，体重下降发生率为32.7%～68%，其中鼻咽癌患者体重下降发生率高达46%。还有研究者统计了104例接受调强放疗的鼻咽癌患者的营养状况，发现放疗前后鼻咽癌患者营养不良发生率分别为6.73%和69.23%，这就说明鼻咽癌患者放疗期间营养状况较前明显恶化。究其原因，研究者认为，急性放射毒性反应、患者焦虑程度和诱导化疗周期数都对患者营养状况有所影响。

鼻咽癌患者的营养不良主要表现为体重丢失、能量代谢异常、血浆白蛋白降低和免疫功能下降，其中体重明显降低是其最主要的症状表现。多个研究表明，鼻咽癌患者在接受放化疗后会出现短期内体重的大幅下降。不过，虽然表面看来只是暂时的消瘦，其实蛋白质和能量的摄入不足却为日后的长期体重丢失埋下了伏笔。

在肿瘤疾病因素方面，一方面，由于鼻咽癌生长在头颈部，部分中晚期患者因肿瘤侵犯颅底导致后组脑神经麻痹而出现吞咽困难，影响进食。另一方面，肿瘤细胞产生的TNF-α、IL-1、IL-6等促炎细胞因子可以导致系统性炎症反应，引起全身性碳水化合物、脂肪和蛋白质代谢障碍，并影响到神经内分泌调控，造成患者出现厌食症状，使得食物摄入减少。

知识卡片

系统性炎症反应，又叫全身炎症反应综合征，是身体对感染、创伤、烧伤、手术等感染性或非感染性严重损伤产生的全身性反应，主要表现为体温过高或者过低，呼吸、心率加快，白细胞升高或者降低等。

在抗肿瘤治疗方面，放疗是鼻咽癌患者首选的治疗方法，但鼻咽癌放疗的目标区域除肿瘤组织外，还包含了头颈部的部分正常组织，因此，放疗会引起口腔黏膜、味蕾、唾液腺等组织器官的损坏，造成患者口干、咀嚼和吞咽食物困难、味觉和食欲下降，影响患者进食。对于中晚期鼻咽癌患者，目前治疗指南推荐的同步化疗是标准的治疗方式，而化疗药物的不良反应可导致患者食欲下降、恶心、呕吐等胃肠道反应，从而影响营养摄入，加重患者的营养不良。

我们可以这样理解：同步放化疗的不良反应导致患者营养不良、体重减轻，而患者营养水平下降又会反过来加重放化疗所致的不良反应，由此形成恶性循环。

在患者自身因素方面，部分患者在治疗前及治疗期间由于对疾病认知不足而存在不同程度的恐惧、焦虑、抑郁等心理问题，而放化疗所致的不良反应又加重了患者的悲观情绪，这些负性心理容易造成患者生理、精神、免疫功能紊乱，引起患者胃肠功能紊乱、食欲下降，营养物质摄入减少。另外，还有一部分患者因为对肿瘤营养存在误区，担心摄入过多营养物质会促进肿瘤进展而主动控制饮食，这也导致了营养不良的发生。

营养不良会增加恶性肿瘤患者放化疗期间不良反应的发生率和严重程度。

举个例子，有研究者分析了接受放疗的130例头颈部肿瘤患者的营养状况与急性放射毒性的关系，结果发现，患者营养不良越严重，放射性皮炎、口腔干燥、咽炎、喉炎、疲劳、厌食的症状也越严重。另外，营养不良还可以引起患者体重减轻、脂肪重新分布以及身体轮廓变化，也就是我们通俗来讲的"瘦脱相了"。这种情况下，之前为放疗而用体模做的定位就可能随着头颈部轮廓的改变而出现错位，使放疗的定位不再精准。

良好的营养状态不仅能提高鼻咽癌患者生存质量，还能改善远期预后。

比如，有研究者发现，Ⅰ～Ⅱ期和Ⅲ～Ⅳa期鼻咽癌患者如果存在营养不良，那么他们的3年生存率、无远处转移生存率和无局部复发生存率都会偏低，这在Ⅲ～Ⅳa期鼻咽癌患者身上更为明显。我们可以这样理解：单单是营养状况就可以直接和Ⅲ～Ⅳa期鼻咽癌患者的总生存率和无远处转移生存率挂钩，营养状态越差，生存数据越糟糕。

从以上研究和数据不难看出，鼻咽癌患者治疗期间的营养不良非常常见，而且对患者预后及生存质量都有重要影响。患者朋友们在治疗康复过程中一定要重视营养状况，并在存在营养风险时及时向专业人员求助。

"应该尽早对营养不良的肿瘤患者进行营养干预"已成为临床医生们不争的共识。目前，世界上已经有很多权威机构在研究肿瘤患者的营养治疗，得出的研究结论高度一致，即：对肿瘤患者应常规先进行营养评估，尽早发现营养不良，及时给予营养支持治疗。

无数据，无真相。我们不妨来看一个例子。

有研究者将78例Ⅲ～Ⅳ期鼻咽癌患者分为早期营养治疗组（46人）和晚期营养治疗组（32人），其中早期组患者在放化疗开始时就接受了营养支持，而晚期组患者直到不良反应出现后才接受营养支持。结果，虽然两组患者在放化疗结束和之后3个月都有体重减轻，但早期组在放化疗3个月后体重就开始恢复，晚期组的体重还在继续减轻。

在"放疗结束"和"放疗后3个月"这两个时间点上，早期组的体重减轻百分比都低于晚期组。两组患者的体重指数（BMI）、白蛋白和前白蛋白水平变化也获得了相似的结果。此外，早期组患者黏膜炎的发生率也较低，因不良反应放疗中断超过3天的比例更小，因不良反应延迟的放疗天数更少，因出现其他并发症而住院的比例也更低。

这个例子告诉我们，早期营养干预可以通过维持鼻咽癌患者的营养状况，增加放化疗的耐受性，降低住院费用，并改善患者的生活质量。

◆ 鼻咽癌患者的"五阶梯"营养治疗

营养不良的规范治疗应该遵循"五阶梯治疗"原则（详见前文总论部分），按照优先级依次为饮食＋营养教育、饮食＋口服营养补充、全肠内营养、部分肠内营养＋部分肠外营养以及全肠外营养。当下一阶梯不能满足60%目标能量需求达到3～5天时，选择上一阶梯。但无论采用哪一种营养治疗方式，都应该先评估患者的营养状况及能量需要，制定适合患者的营养方案，并根据体重及相关指标的变化及时调整。

在"饮食＋营养教育"方面，鼻咽癌等头颈部肿瘤患者入院后，就可以向临床营养师寻求营养知识的咨询宣教，并请营养师根据患者的营养状况，制定适宜的饮食营养方案。有病例对照研究显示，通过个体化营养咨询与教育的方法提升患者膳食的合理性和营养摄入量，能够明显改善头颈部肿瘤患者的营养状况。

在"饮食＋口服营养补充"方面，口服营养补充操作简单，效果显著，是国内外营养治疗指南共识推荐的肠内营养首选途径。很多研究者都对鼻咽癌患者应用"饮食＋口服营养补充"进行营养支持的效果进行过研究。其中，营养治疗组从放疗开始就在饮食之外增加口服营养补充，而非营养治疗组则进食常规饮食。结果显示，放化疗期间两组患者体重都发生了进行性下降，但非营养治疗组下降趋势更明显，营养风险得分更高；营养治疗组放疗中断率更低，二程同步化疗完成率更高，患者的血清总蛋白、白蛋白稳定性也更好。

因此我们可以说，鼻咽癌患者在放化疗中的体重下降及营养不良风险是逐步增加的，而口服营养补充能够提高治疗耐受性及血清蛋白稳定性。

还有研究对两组患者的不良反应进行对比，发现无营养支持组二级/三级口腔黏膜炎、咽食管炎发生率比营养支持组更高，放疗疗程更长。这就说明口服营养补充有助于减轻急性放射性口咽黏膜反应，进而提高患者的生活质量。

在全肠内营养方面，如果患者胃肠功能良好，但因种种原因不能口服营养补充，比如放化疗后发生严重的口腔炎、食管损伤等，就应该选择管饲肠内营养。短期（＜4周）可经鼻胃管进行，长期（＞4周）则需要通过经皮内镜下胃造口术（PEG）或空肠造口术。

很多患者一想到要管饲，就心生抵触。其实，管饲虽然在一定时期内会带来皮肉之苦，却能为患者朋友们带来长远的治疗和生存获益。有一项研究将170例鼻咽癌患者随机分为鼻饲组和肠外营养组，比较两组患者放疗前后血清白蛋白、血红蛋白、体重等营养指标及发生不良反应的差异。结果发现，鼻饲组患者放疗后各项营养学指标都明显优于肠外营养组，而贫血、血小板降低、恶心、呕吐、放射性皮炎的发生率则显著低于肠外营养组。这说明，相对肠外营养，肠内营养才是鼻咽癌患者更理想的营养支持方式，有助于患者保持体重，保证放化疗的顺利完成。

不过，长时间置管可以导致鼻咽癌等头颈部肿瘤患者鼻腔、咽部、食管及胃部黏膜糜烂，并易引起反流性食管炎以及吸入性肺炎，需要加强对相关并发症的预防。

对于需要长期置管的患者，可以使用经皮内镜下胃造口术（PEG）或空肠造口术。这是替代鼻饲维持机体长期营养需求的特殊管饲营养方法，适合各种原因引起的长期吞咽困难或进食困难但胃肠功能正常的患者。

在肠外营养方面，当患者仅靠日常膳食和肠内营养补充还是无法满足营养需求时，可以补充性地使用肠外营养，也就是"部分肠内营养＋部分肠外营养"。当患者存在肠内营养的禁忌证时，才会给予全肠外营养。

总之，鼻咽癌等头颈部肿瘤患者在治疗前后均存在一定程度的营养不良，因此，应该常规性地接受营养评估，尽早发现营养不良，及时获得营养支持治疗。肿瘤患者朋友也要重视自身的营养，在治疗前后与自己的肿瘤科医生和营养科医生进行充分沟通，管理好自己的营养，做好营养日记，及时发现营养风险。

1. 中国营养学会.中国居民膳食指南2016[M].北京：人民卫生出版社，2016：1-35.

2. 于康，李增宁，丛明华，等.恶性肿瘤患者康复期营养管理专家共识[J].营养学报，2017，39（4）：321-326.

3. Cederholm T, Barazzoni R, Austin P, et al. ESPEN guidelines on definitions and terminology of clinical nutrition [J]. Clinical Nutrition,2017,36（1）:49-64.

4. 杨剑,蒋朱明,于康.营养不良评定（诊断）标准沿革及目前存在问题的思考[J].中华外科杂志,2019,57（5）:331-336.

5. 中华医学会.临床诊疗指南：肠外肠内营养学分册（2008 版）[M].北京：人民卫生出版社，2009:16-20.

6. 中国营养学会.食物与健康-科学证据共识[M].北京:人民卫生出版社,2016.

7. 葛可佑,杨月欣.中国营养科学全书（第2版）[M].北京:人民卫生出版社,2019.

8. 于康,石汉平.肿瘤患者必备营养手册[M].北京:人民卫生出版社,2014.

9. Bray F, Ferlay J, Soerjomataram I, et al. Global cancer statistics 2018: GLOBOCAN estimates of incidence and mortality worldwide for 36 cancers in 185 countries[J]. CA Cancer J Clin, 2018, 68（6）:394-424.

10. GBD 2017 Diet Collaborators. Health effects of dietary risks in 195 countries, 1990—2017: A systematic analysis for the global burden of disease study 2017[J].Lancet, 2019, 393（10184）:1958-1972.

11. 郑荣寿，孙可欣，张思维，等.2015年中国恶性肿瘤流行情况分析[J].中华肿瘤杂志，2019,41（1）:19-28.

12. CSCO肿瘤营养治疗专家委员会.恶性肿瘤患者的营养治疗专家共识[J].临床肿瘤学杂志, 2012, 17（1）:59-73.

13. 李苏宜.肿瘤营养治疗新理念[J].中国医学前沿杂志,2016, 8（1）:4-7.

14. 中国临床肿瘤学会指南工作委员会.中国临床肿瘤学会（CSCO）恶性肿瘤患者营养治疗指南[M].北京：人民卫生出版社,2019.

15. CSCO 肿瘤营养治疗专家委员会.恶性肿瘤患者的营养治疗专家共识［J］.临床诊疗杂志,2012,17（1）: 59-73.

16. 方玉.肿瘤患者家庭营养指导手册[M].北京：北京大学医学出版社,2019：31-32.

17. 中华人民共和国国家卫生和计划生育委员会.WS/T 559—2017 恶性肿瘤患者膳食指导[S].（2018-02-01）[2022-04-20].

18. Hekmatshoar Y, Rahbar SY, Khatibi SMH, et al. The impact of tumor

and gut microbiotas on cancer therapy:Beneficial or detrimental?[J]. Life Sci, 2019, 233:116680.

19. 于康,周晓容,郭亚芳,等.恶性肿瘤住院患者营养风险和营养不足发生率及营养支持应用状况调查[J].肿瘤学杂志,2011,17（6）:408-411.

20. Muscaritoli M, Arends J, Aapro M. From guidelines to clinical practice: A roadmap for oncologists for nutrition therapy for cancer patients[J]. Adv Med Oncol, 2019,11（1）:1-14.

21. 中国抗癌协会肿瘤营养与支持治疗专业委员会.中国肿瘤营养治疗指南（2015版）[M].北京：人民卫生出版社，2017.

22. Lassen K, Coolsen MM, Slim K, et al.Guidelines for perioperative care for pancreaticoduodenectomy:Enhanced recovery after surgery（ERAS®）society recommendation[J].World J Surg. 2013, 37（2）:240-258.

23. Mendes J, Alves P, Amaral TF.Comparison of nutritional status assessment parameters in predicting length of hospital stay in cancer patients[J].Clin Nutr.2014,33（3）:466-470.

24. Langius JA, Zandbergen MC, Eerenstein SE, et al.Effect of nutritional interventions on nutritional status,quality of life and mortality in patients with head and neck cancer receiving（chemo）radiotherapy:A systematic review[J].Clin Nutr.2013,32（5）:671-678.

25. Lim SL, Ong KC, Chan YH, et al.Malnutrition and its impact on cost

of hospitalization, length of stay,readmission and 3-year mortality[J]. Clin Nutr.2012,31（3）:345-350.

26. 中国抗癌协会.化疗患者营养治疗指南［J/CD］.肿瘤代谢与营养电子杂志，2016，3（3）:158-163.

27. Arjun Gupta, Kaustav Majumder, Nivedita Arora .et al. Premorbid body mass index and mortality in patients with lung cancer:A systematic review and meta-analysis. Lung Cancer Amst[J].Neth, 2016 102, 49–59.

28. Shuangjiang Li, Zhiqiang Wang, Jian Huang. et al. Systematic review of prognostic roles of body mass index for patients undergoing lung cancer surgery: Does the 'obesity paradox' really exist? Eur. J. Cardio-Thorac. Surg. Off. J. Eur. Assoc[J].Cardio-Thorac. Surg, 2017, 51 (5), 817–828.

29. Wang, J. Body mass index and mortality in lung cancer patients: A systematic review and meta-analysis[J].Eur. J. Clin. Nutr,2018,72 (1), 4–17.

30. 中国营养学会肿瘤营养工作组.恶性肿瘤患者康复期营养管理专家共识[J].营养学报,2017,39（4）:321-326. doi:10.3969/j.issn.0512-7955.2017.04.003.

31. 秦秀媛,于海宁,沈生荣.肿瘤与营养[J].现代医药卫生,2020,36（20）:3210-3214.

32. Gregory D. Sepich-Poore, Laurence Zitvogel. Ravid Straussman. et al.

The microbiome and human cancer[J].Science,2021, 371, 6536,./ doi/10.1126/science.abc4552.

33. Soldati L, Di Renzo L, Jirillo E, et al. The influence of diet on anti-cancer immune responsiveness[J]. J Transl Med, 2018,16（1）:75.

34. Bilen MA, Martini DJ, Liu Y, et al. Combined effect of sarcopenia and systemic inflammation on survival in patients with advanced stage cancer treated with immunotherapy[J]. Oncologist, 2020,25:e528–e535.

35. Martini DJ, Kline MR, Liu Y, et al. Adiposity may predict survival in patients with advanced stage cancer treated with immunotherapy in phase 1 clinical trials[J].Cancer,2020,126（3）:575-582.

36. Turbitt WJ, Buchta Rosean C, Weber KS, et al. Obesity and CD8 T cell metabolism: Implications for anti-tumor immunity and cancer immunotherapy outcomes[J].Immunol Rev, 2020,295（1）:203–219.

37. Frankel AE, Deshmukh S, Reddy A, et al. Cancer immune checkpoint inhibitor therapy and the gut microbiota[J].Integr Cancer Ther,2019,18:1534735419846379.

38. Park S, Keam B, Lee SH, et al.Nutritional status in the era of target therapy:Poor nutrition is a prognostic factor in non-small cell lung cancer with activating epidermal growth factor receptor mutations[J]. Korean J Intern Med. 2016,31（6）:1140-1149.

39. Ramos EJ, Middleton FA, Laviano A, et al.Effects of omega-3

fatty acid supplementation on tumor-bearing rats[J].J Am Coll Surg.2004,199:716-723.

40. Wigmore SJ, Ross JA, Falconer JS, et al.The effect of polyunsaturated fatty acids on the progress of cachexia in patients with pancreatic cancer[J].Nutrition.1996,12（1 Suppl）:S27-S30.

41. Ambrosone CB, Zirpoli GR, Hutson AD, et al.Dietary supplement use during chemotherapy and survival outcomes of patients with breast cancer enrolled in a cooperative group clinical trial(SWOG S0221)[J]. J Clin Oncol. 2019. doi:https://doi.org/10.1200/JCO.19.01203.

42. Clotilde Wiel et al. BACH1 Stabilization by Antioxidants Stimulates Lung Cancer Metastasis[J].Cell,2019,178,1–16.//doi.org/10.1016/ j.cell.2019.06.005.

43. Lawenda BD, Kelly KM, Ladas EJ. et al. Should supplemental antioxidant administration be avoided during chemotherapy and radiation therapy?[J].J Natl Cancer Inst,2008,100（11）:773–783. doi:10.1093/jnci/djn148.

44. 于康.临床营养支持治疗（第3版）[M].北京：中国协和医科大学出版社，2021.

45. 中华医学会肠外肠内营养学分会.肿瘤患者营养支持指南[J].中华外科杂志，2017,55（11）:801-829.